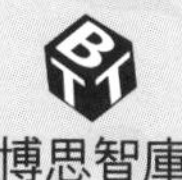

博思智庫

整形美學

張大力 醫師_著　劉惠蘭_編審

「日本美容外科 SMAS筋膜・臉部・体型 黃金比例學

Index

專業醫師
推薦序

Chapter 01

糟糠妻變犀利人妻
臉部塑造

Chapter 02

打造黃金曲線
身體雕塑

日本注射式
回春美容

日本抗衰老的趨勢

日本美容外科學會專門醫
抗加齡醫科學會專門醫
鈴木芳郎院長

很高興我的好朋友張大力醫師，在台灣要出抗老化預防醫學及整形專門書，在日本國非常注重人口老齡化，所帶來的許多慢性疾病與痛苦的醫療支出，相對的政府與醫療單位在整合醫療的目標，希望達到如何降低羅患疾病與控制疾病品質。追求美麗與年輕相信是日本大多數人在日趨競爭的社會體系下，所需具備的競爭條件！張大力醫師在日本東京昭和醫學中心的進修期間，相信對日本的醫療留下許多完整的醫學資訊，我很榮幸受張大力醫師邀請分享日本的美容抗老趨勢。

在日本是最常見的抗衰老的方法，是美白治療。美白一直是日本是最流行的抗衰老治療，在日本面部的美白是非常受重視，這可能是由於電視廣告中各種化妝品保養品等，強烈播送帶來的影響；第二是美國肉毒桿菌除皺治療，能處理面部因老化產生的皺紋，如皺眉紋、魚尾紋、抬頭紋等；第三是拉皮手術或其他療法，部分面部老化下垂結構和皮膚筋膜層的鬆弛，須做手術才能確實改善結構，若希望效果能顯著且更持久，我建議拉皮整形的是較好選項。

日本的老齡化趨勢在日本是非常重視的議題，抗老化導向工作的醫學美容也一直在增加，這表示，抗老化醫療及美容是流行的長期指標。抗衰老治療，在日本國醫療美容有應用再生醫學療法，在未來的發展亦將有更多的運用，日本有些派別也使用某種形式的幹細胞再生法。無論哪一種方法，醫師的專業性來診察決定治療的內容！

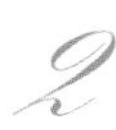

快速老化的人，善待身體找回屬於你的健康！

新光醫院心臟內科專門醫　陳隆景醫師

三高是指高血壓、高血糖、高血脂，這三項也是衛生署公布十大死因前幾名，別以為這是年長者的問題，不論你現在幾歲，看完張醫師的抗老化書之後，現在就要開始預防，因為三高對健康影響相當深遠，國外研究報導三高與罹患心臟血管及腎臟病變機率大增好幾倍，從張醫師書中提到從抗氧化食譜、減壓運動，都是很好的保養方法！每天忙碌的工作，從看門診、做心導管、照顧住院病患等，除了必要的藥物治療之外，身為心臟科醫師，我認為運動處方更是重要。

張大力醫師書中從「拒糖」療法等概念談起，舉出許多能應用於生活抗老的健康對策，深入淺出，其中的抗氧化食譜對心臟病人也適合，最新研究發現，每年一到三月三高的併發症以中風人數最多。我認同書中這些抗老化的理念，多補充抗自由基的營養素與食物，可降低罹病的風險與併發症，其實「永保青春」與「永保健康」都是來自健康的抗老化生活。

老化是必經的過程，因此不管是什麼年齡層的人，都該學習如何健康養生抗老。特別是所有與疾病纏鬥的人，因為疾病是老化的高危險群。其實，只要願意改變生活習慣，就能夠擁有理想的年輕活力與健康，原則上最好在器官尚未退化或老化時就做好預防，雖然醫藥發達，但是無法完全靠藥物治療，除了定期與專業醫師諮詢之外，重要的是從自己的生活做起，才是預防疾病的根本之道。

3 自然老化的殺手：紫外線與無所不在的有害物質

台北長庚醫院皮膚科主任　楊志勛主任

人類的老化及慢性病變，都是受到生活型態改變及環境污染的影響，除了面對自然老化過程的威脅，慢性疾病及癌症等病痛，更是在老化退化的器官功能上扮演著最後的一根稻草。面臨老化的威脅，應如張大力醫師所提及，以積極正向的態度去預防和面對老化。

預防老化可以有效延緩器官退化，並擁有較健康的身體，了解尖端醫療的抗老化醫學美容，不只是回春抗老，更是可以得到健康。以我身為皮膚科醫師而言，除了面對美容回春的需求之外，有更龐大的族群是皮膚的病痛與病變，其來由如目前癌症治療方式大多仰賴手術、化學治療以及放射線治療；其中「化學治療」有如玉石俱焚的地毯式轟炸，把好、壞細胞都殺死，容易產生嘔吐、掉髮、白血球降低等副作用。

標靶治療藥物雖為癌患帶來希望，但其療效非百分之百。有些人只延長幾個月壽命，花費卻高達幾十萬、上百萬元；部分受術者也會產生腹瀉、高血壓、心律不整、疲倦與虛弱等副作用，因此並非所有受術者都適用。皮膚是人體表面積最大的器官，標靶藥物在干擾腫瘤細胞生長時，皮膚角質層常出現異常反應，雖然大部分並不嚴重到危及生命，但有時仍影響生活，抗癌治療因此被迫中止。

癌患最常見的是痤瘡性皮膚變化。大約有三分之二的病患會在臉部、頭皮、前胸、後背出現有如青春痘般，又痛又癢的皮膚紅疹；在臉部雙眉或鼻周會同時出現脫屑泛紅的脂漏性皮膚炎。多數會在服藥兩週後開始出現相關症狀。甲溝炎也很常見，磨擦後極易出血。使用凡士林或者護手霜來保養指甲及周圍的皮膚，但出現紅腫後，就需要給予口服消炎藥、抗生素及外用藥膏，若有肉芽組織就須電燒或硝酸銀燒灼的局部治療。特別值得注意的是，服用這類的標靶藥物會影響皮膚毛囊，髮質會變脆，頭髮生長速度變慢，有時甚至掉髮，有些受術者會由原本的直髮變成捲毛，睫毛變翹變長。

癌症的治療相當辛苦，在受術者標靶藥物的治療期間，身為醫師總是希望可以協助受術者度過抗癌的病痛路程。在治療諸多臨床經驗中更是深深體會預防醫學之重要性與必要。

很高興張大力醫師在從醫的過程中，願意把人類該如何抗老化，及一生中最重要需了解預防醫學的重要性，在他百忙之中與讀者分享，書中的內容，對皮膚的老化，及內在系統老化的危險因子相關性有詳細的說明！

4

身為胸腔外科醫師，如何預防及降低每天無形對肺臟的傷害？

馬偕醫院胸腔外科主任　黃文傑主任

每天的臨床經驗，看到的大都是疾病的過程與併發症，在臨床上的治療往往無法根治許多病症。使用抗生素到癌症標靶用藥，藥物的併發症往往也是治療期間需要去克服的！

張大力醫師的抗老化論，在現在的生活中，適合從小到大不同階段。從小就建立正確的生活飲食，建立好氧化防護系統，才能對抗外在許多自由基的破壞！

如何改善環境降低自由基的侵害？

人每天平均吸入一萬公升的空氣，相當於十三點五公斤，人一天約有八成以上的時間待在室內，研究指出：室內空氣比室外空氣還髒，若無抵抗與建立防護的措施，是很難抵抗外在與內在的自由基破壞。根據醫學期刊 Thorax 的報導，荷蘭研究人員根據三千名四十到六十九歲芬蘭、意大利和荷蘭三個國家男性的長期研究，指出常吃水果青菜的人，因為吃進了天然蔬果中豐富的抗氧化物，所以保護了肺部的機能，讓肺功能明顯地變好！

張大力醫師書中許多章節，從內到外的抗老化與內服和外用的治療對策，生活中的抗氧化食譜之外，更重要的是如何正確地建立全方位抗氧化系統！

以我臨床經驗中，生病的肺部族群非常廣泛，遍布各年齡層，當然，吸煙者的肺機能是最差的，因為香煙中含有很多的物質能促進肺部自由基的發生，對於肺部是很大的壓力與負擔而造成病變！遠離香煙，多吃書中建議的抗氧化食譜，大自然的寶藏天然蔬果所含的抗氧化物，可以改善體內由自由基所產生的疾病，是健康的不二法門！

我的座右銘是：快樂過每一天！心情常顯得樂觀、愉快，凡事都往好的方面著想，腦內就會分泌好的物質；由於其分子結構與嗎啡(MORPHINE)很相似，故稱其為腦內嗎啡。此類物質能使身體細胞返老還童，提升免疫力以防止患病。運動療法可以抗壓、瑜迦、氣功、冥想、等放鬆心情不妨一試。

飲茶是我生活重要的一部份，它不僅是最古老的飲料，它的藥用價值至少有十六種療效，書中SOD——LIKE物質日本長壽茶，及多種抗氧化物的抗老飲食食譜選擇，提供現代人的便利性。神農本草經記載：「神農嚐百草，得茶而解之」。茶有醫療價值，茶葉所含的茶多酚成分即是強效的抗氧化劑，即抗氧自由基物質。現代醫學證實癌症、糖尿病、老化、心臟血管症等與氧自由基有關係。所以茶葉的益處是值得重視的。

5

急診室的春天 良好減壓管理找回年輕與活力

澄清醫院急診醫學科　劉祐睿醫師

「快樂的態度」最重要！身為急診科醫師面對形形色色急症的病患，心中總有許多感觸，除了常見的三高、心血管疾病及免疫力、腸胃道不適之外，現代人最大的問題是情緒不平衡，導致失眠及壓力評估異常。我的好朋友張大力醫師，在日本昭和醫學中心進修期間，從日本精緻文化到醫療美學等，每每與他分享醫療新知，才更了解張醫師所提倡的身心靈3C抗老化！

以我的臨床經驗為例，單純身體出了問題，可以透過各種治療的方式改善，唯有精神壓力，而導致讓身體呈現情緒不平衡狀態，卻是難以靠藥物或治療方法醫治。在門診經驗中許多求助的病患，常表示自己因為器官老化而易造成身體勞累，甚至是無法入眠，希望我能開些活化身體等處方給予治療。現在的醫療生態求診病患年齡層一直下降，讓我有感而發，很多受術者需要助眠的藥品幫助才能入睡，張醫師常提到的身心靈抗老才能均衡，愈來愈多人因為精神壓力而造成賀爾蒙、內分泌失調，進而影響到生活品質甚至引起外觀提早老化，而年紀越大的人對壓力就越敏感。我建議保持一顆年輕的心，讓自己隨時處於好奇的狀態去接受新知，如此能活化老化的腦細胞，相對的身體也會變得更有精神和健康。根據美國研究所針對五十歲～七十二歲做研究，發現中高年齡層的腦中神經細胞有再生現象，之後也有持續增長的相關案例。所以保持知性的觀點是健康長壽者的共通點。

張醫師提到壓力是危害健康最大的原因之一，也是抗衰老療法的大敵，因此適時的紓解壓力是很重要的。平時應有充足的睡眠、適度抒發心情管道、運動、多接觸新事物等，都能有效避免囤積壓力和預防老化。在本書中有更多詳盡介紹身心靈抗老和避免壓力對策相關的介紹，可以循序漸進了解老化密碼，避免快速老化所帶來的不適！

日本成熟時尚的醫療美學

醫療美容是一門藝術，是獨一無二賦予身體的無聲語言，它們組成和諧曼妙的美麗宣言……。

我在日本進修期間，對於日本醫師提供給愛美人士的完整醫療服務，體驗深刻。

日本的醫美系統，一向以精細化診療流程，配合高科技儀器，創造出膾炙人口、聞名全球的日式風格。修業期間，屢屢看到美容後受術者欣喜感激的畫面，讓我深深覺得，因為外貌、體態

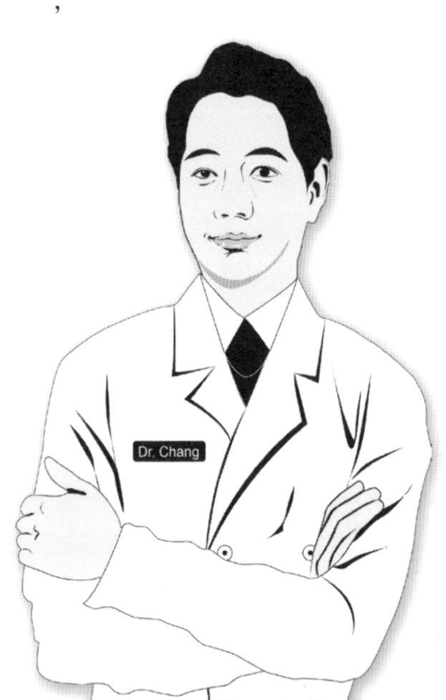

的調整與雕塑，竟然為人們帶來更理想、完滿的生活品質，這成為我進入此領域的精神目標；因此返台後，決心依此理想，開立「東京風采日式整形醫學美容中心」。

抗加齡：日本成熟時尚的醫療美學

日式的美學概念，從水晶指甲、髮型、衣著、食療養生、書籍用品、有機樂活，再到空間的禪室應用、心靈的禪風運動，都構成了日本人集體的美學背景，也連帶影響到了美容醫療。

日本抗加齡醫學（抗老化美容）美容正是日本人經此衍生的美容醫療新趨勢，是一種積極對抗老化的正向追求。雖然日本的民族性具有保守、仔細的特性，也因此，在日本前往整形美容的女性，會花費許多的時間在與醫師詳細溝通，並了解手術後的照顧與適應。日本醫療特色注重無痛控制、無副作用、低風險皆是目前日本醫學美容之所以廣為流行的因素，「無痛美容」也在快速的變化演進中，所以「注射美容」就相當受到年輕一代的歡迎，如：微晶瓷、玻尿酸、愛力根等，都是針對不同部位所選擇的注射劑，而目前日本最新型態的「自體血清回春」（PRP），就是透過自己的血小板，抽樣並經由分離所形成的一種注射方式，但目前台灣尚未合法。因為崇尚選擇多樣化的風氣使然，日本連整形美容的注射種類，也較為多種，治療項目也更多樣化。

此外，除了醫療品質與種類的專業多元，日本的服務更是精益求精，來一趟日本旅行就可以發現日式的服務態度，從抵達一個飯店開始，就會看見微笑曲線及鞠躬九十度的接待禮儀，客房間的貼心準備、浴室的化妝水、刮鬍泡等精緻用品提供，都能讓人會心一笑。同時讓我想到，如此貼心的整合服務，在整形美容的版圖上是否也可以遇見？因此，我開始結合自己在日本旅行的經驗，從逛街的過程中，發現許多關於街道景觀、公設、藝術品的驚喜設計，像是如果喜歡奈良美智的朋友，當您到達NARA博物館，就會對建築與整體的風格大感驚艷，從一些小細節，使人對藝術家的品味與巧思，油然生起一股讚佩。

同樣地在醫學美容上，醫師們若能秉持這份對「美」的信念：「工法」的精雕、「服務」的細琢，將可詮釋出無懈可擊的人體美麗藝術。換言之，醫師對於美的堅持，不光只是帶著一種滿足顧客的心情，而是同時照料了顧客在手術後的心理問題，幫助所有前來諮詢的人們，真正做到「抗加齡」。

內外皆美：以人為本的日本診療流程

相較於歐美，台灣同樣擁有許多國際水準的醫療團隊，醫師亦不斷地精進自己的技術，想帶給消費者更安全的醫療品質，因此應開放更多的美容元素，讓愛美的朋友不用疲於奔命，遠赴海外就醫，而如今，「東京風采日式整形醫學美容中心」確實將這套醫療美容引進台灣，不止在硬體設備務求同步與創新，更在環境中注入更多人性化的在地考量。

傳統醫學所謂「視病如親」的概念，正是醫療關懷的雙向落實。因此，人性化的貼心服務，就是東京風采的經營理念。早期的醫療體制，只針對該動手術、手術部位、日期及風險的粗略告知，但在日本研習的體會中，發現更須關注的面向，應包括術前的安全評估與術後的養護照顧，對此，讓我願意花心思在術前與愛美人士諮商、對話，一步步確認需求重點，不但提供更加安全的醫療服務，也對每個人給予不同形式的量身訂做，以及完善的術後護理照顧。

其實，整形美容正是一種挑戰與革新，因為每個人都是不同的個體，擁有獨一無二的面貌；每個人所適合的手術方式也因此不同，會隨著身體的狀態、需求與想法，而呈現不同的醫療過程。這些都是「以人為本」的考量，不只是醫治外貌，同時，也要照料到適應期間所產生的各種疑惑。這樣的整形美容，才是一種更慎重的醫療態度，而不是用數字來評估好與壞。我始終堅信，整形並不是只有身體整形，而是搭配內在與外在的同步追求與提升，才符合「內外皆美」的最高境界。

我認為醫療美學的堅持，應該從每個環節的細膩處著手，例如：一進院所的階梯，注重隔離灰塵的設計，保持各出風口的通風順暢、明亮的嵌燈照明，讓環境更顯舒服。此外，休息區等候時，應該隱密、讓人更加輕鬆自在。同時，親切的諮詢系統應該送上精心挑選的茶點，尤其是茶品的選擇也應經過安全嚴選，在品味的過程中，可以慢慢釐清想法，向醫師詢問的各種問題。當您踏入院所，院所微小處的每個細節，都應該是醫療美學的其中環節。

因為整形美容就是一種實現美的宣言。當您開始考慮要讓自己身上哪個部位更完美，即是給自己一項「美的任務」，在妝鏡之前，請仔細評估自己對外型的看法，再與醫師詳細諮詢過程，這樣才是全方位醫療美學的安全策略。

現在，讓我們繼續翻開書頁，聽聽身體的「美麗宣言」到底說了什麼！

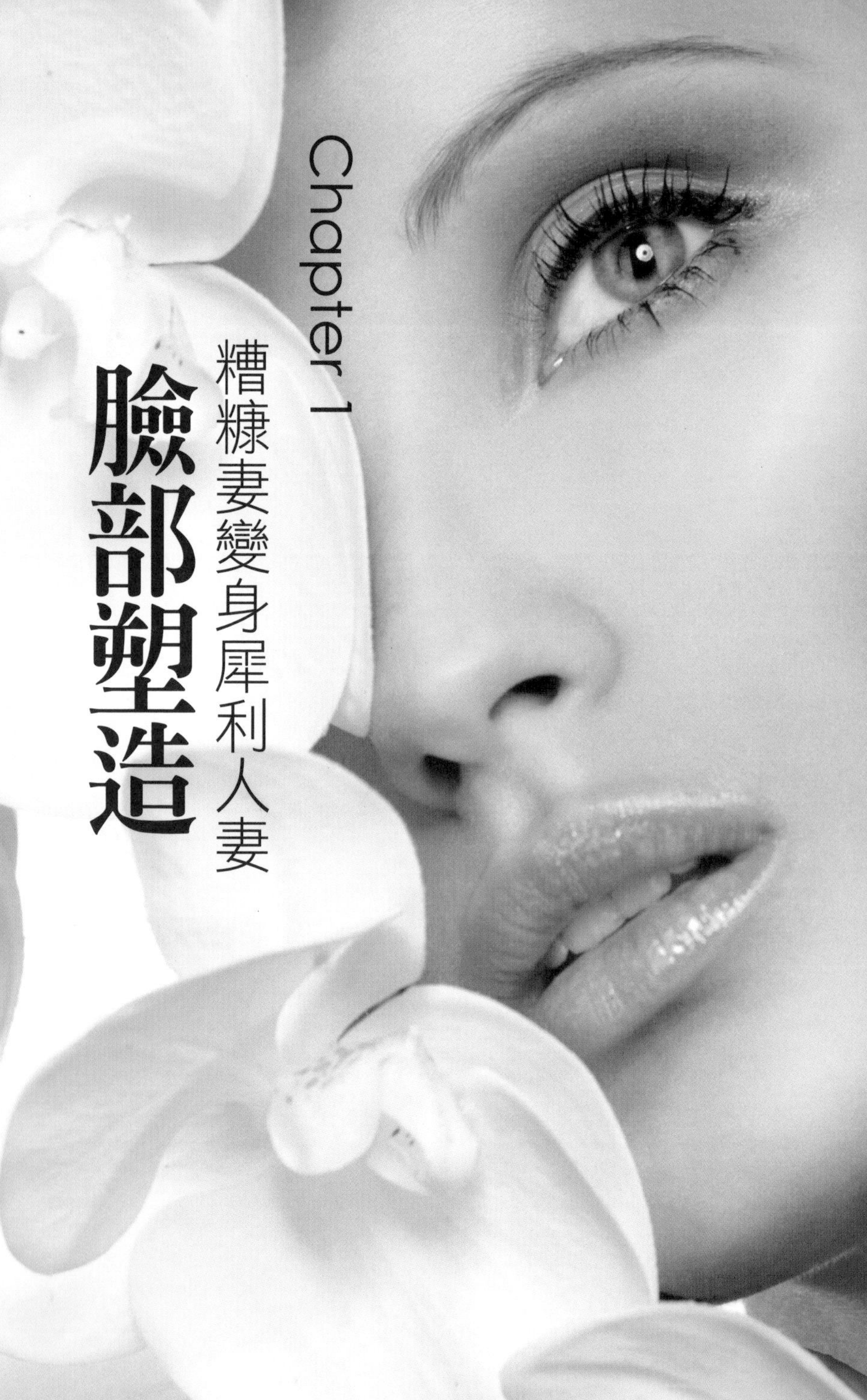

Chapter 1

糟糠妻變身犀利人妻

臉部塑造

韓國整形人數為亞洲之冠

「看看自己，鏡子的你是四十三還是五十三歲？這是身分證上的你？」

多年醫美生涯發現，張大力醫師指出，大部分的人，對照身分證上的照片，多數人是嘆息，而不是竊喜。

這也是今日社會對「整形」議題，形成一股無人能擋的風尚主因。它是各家電視台的藝人討論話題，包括新世代的男男女女，或是已邁入熟齡的中老年人，對於整形都可以侃侃而談，它不再是開不了口的禁忌話題。

隨著時代變化，整形就像是現代人建立自信的選擇，大眾談起美食、時尚、美容、整形等，儼然成為生活社交中必備的話題之一。從媒體熱炒大陸知名演員劉曉慶「凍齡」整形風，韓國藝人幾乎找不出「原味」藝人看來，關注美麗與年輕的意識無所不在。

美麗好比是個人的品牌，象徵自己的身價與地位，難怪最近流行一句話：「美麗就是競爭力！」

最新研究顯示，在講求「外貌禮儀」的職場裡，外表賞心悅目、體型勻稱適中的人，找到工作的成功率高出百分之五十。因此，根據國外整形趨勢報導：韓國整形人數為亞洲之冠。由此統計數據，不難發現，為了能夠得到心儀工作或理想對象，許多人已經開始重視「抗加齡」，讓自己維持最佳競爭力。

日本「抗加齡美學」回春計畫

張大力醫師表示，診所最常被詢問的是「如何永保青春美麗」；但是年齡從三十歲開始，多數器官的功能會以每年百分之六點二五的速度衰退，加上現代人的生活競爭壓力，到了中後年的階段，不論如何外貌都很難粉飾太平。

張醫師說，「人類老化，最容易顯露於外貌上；其中又以臉頰跟頸部為先。」他說歐美文獻研究發現，臉上肌肉的老化、下垂，都和臉部儲存的脂肪流失有關，因為脂肪流失，老化的皮膚會日漸變薄，但是外皮細胞的層數仍維持原值沒變，所以容易造成細紋增生；加上黑色素細胞的減少，讓細胞體積變大，老化的皮膚就會變得有點半透明，讓膚色黯沉無光。

老化也讓彈性組織變鬆，皮膚失去強度與彈性，無法再抵抗地心引力的無情拉扯。最後在您臉上所呈現的是：乾燥、鬆垮、無光澤、佈滿皺紋的皮膚。此外，經常性受日曬風吹，或不當的飲食習慣，也會加速皮老化的過程。

拜現代醫學科技進步所賜，採用新科技研發的抗老產品，加上適當利用微整形或整形手術（視老化程度而定），想要恢復年輕再也不是難事！檯面上漂亮的公眾人物，絕非僅靠簡單的養生飲食達到「童顏美魔女」，所以個人的「美麗常識」才是維持美麗持久的關鍵！

老化的殺手：自由基

「人體內的自由基會隨年齡增長而增加，而抗氧化物卻會隨年齡增長而減少。」張醫師大力疾呼：「自由基是老化肌膚的最大元凶！」目前運用日本「抗加齡美學」的「分齡抗老」觀念：對老化程度的不同，所因應的抗老回春美麗計畫。這是對抗自由基的最新觀念。

肌膚每日承受自由基的破壞達六至七萬次，因此可知老化是不停止的進行式。臉部開始老化的時候，仔細觀察會發現某些徵兆，若是出現了這些徵兆，往往已是老化開始進行第二步驟的入侵計畫！可以施行「雞尾酒（複合式）療法」來阻擋並挽救。

醫師提醒愛美的女士，若是臉上已出現以下現象，不要懷疑，肌膚已經正式告別年輕！

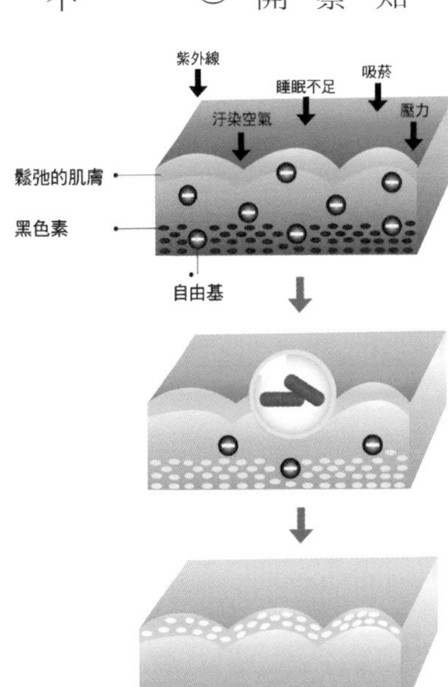

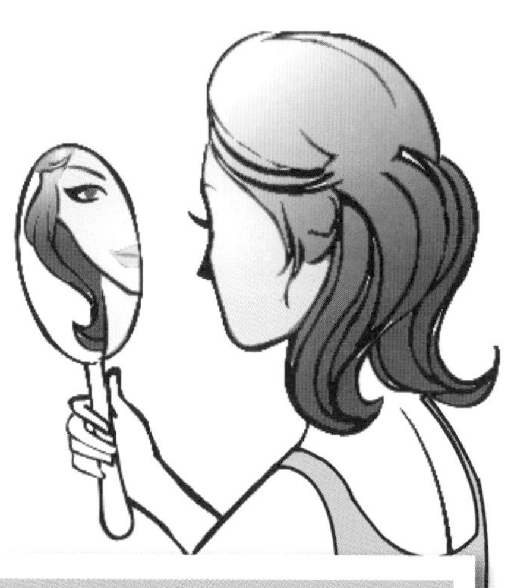

請拿起您手邊的一面鏡子，對照參考，
並依照您實際情況來作勾選：

□不笑的時候，臉上的法令紋可以看出深溝。
□魚尾紋游出了眼角。
□即使努力塗抹高級保養品，臉上仍是黯淡無光。
□不化妝不敢出門。
□無法驅逐熊貓眼。
□眼角下垂。
□下巴從一層變兩層。
□皮膚如沙漠般乾燥不平滑。
□抬頭紋越來越常見。
□兩頰開始鬆垮。

以上選項，若出現兩項以上，則要更加密切注意本書所推介的抗老化觀念。
1—2：初老階段。
3—5：熟女拉警報。
6—10：危機最前線。

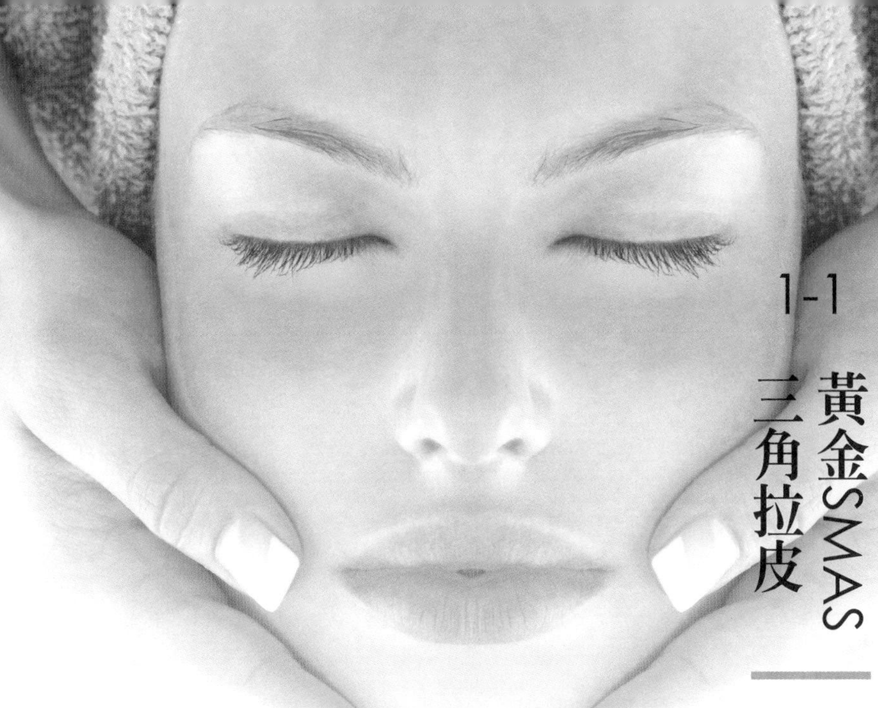

1-1 黃金SMAS三角拉皮

臉部老化醫療觀點

老化不只是外表臉皮鬆弛，脂肪流失、肌肉筋膜層鬆弛、輪廓下垂位移……等皆會互相影響外觀，拉皮是恢復臉型年輕線條快速有效的方式，但是因為脂肪體積的流失，需填充玻尿酸，利用大小不同的分子來改善凹陷與不飽滿；若是動態皺紋，可以選擇美國肉毒桿菌(botox)，放鬆平滑肌的深層皺紋；而皮膚的斑點與色澤不均，可以運用適合自己的光療，促進膠原蛋白增生來改善。

一點一滴找回年輕與自信

認真正視自己臉部肌膚與整體面貌，您是否隨著年齡增長而逐漸鬆弛、老化。各種市售抗老用品（保養品），仍然無法抵擋肌膚的直線下垂。

嚴格說來，拉皮手術，對於提拉並改善鬆垂的皮膚，確實是一種最有效能的方式，能讓人一瞬間恢復五到十年的青春，比起所有誇大的抗老保養品，是更快速且安全專業的方法之一。

3D 模擬系統運用 VS. 3D 超音波檢測

張醫師強調：「實際皮膚提拉的方式，若是透過美國最新『3D VECTRA 檢測』個人臉型立體輪廓、皮膚彈力條件等參數值，作精密的量身規劃，而非僅以年齡視為評估及考量重點。」手術是需要依照個人本身的客觀條件來規劃，而且施做手術的方式也得經過專業評估。包含以下三點：

（一）輪廓評估：根據五官比例、輪廓條件做療程規劃。

（二）皮膚鬆弛程度：皮膚依據年齡、作息不同而有不一樣的狀態，專業醫師須將這些外在條件考量進去。

（三）治療史、期待值：是否做過小針美容或其他臉部療程，也會影響拉皮手術的評估條件。

經過美國最新「3D VECTRA 檢測」，加上以上三點專業評估，及個人期待值做綜合性的調整評估，才能讓手術達到盡善盡美的完善程度。

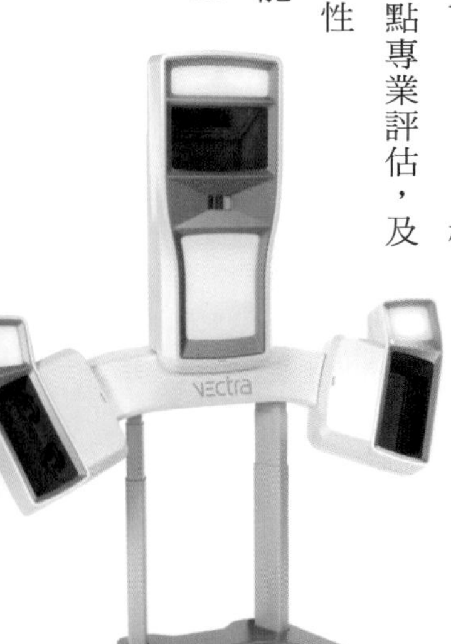

案例 1 × 29 歲・安妮

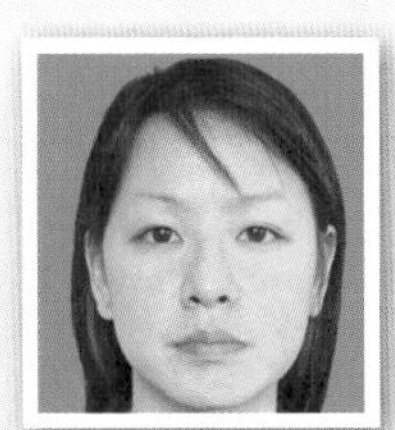
Before

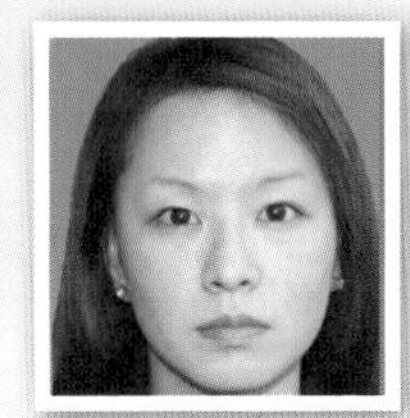
After

安妮 29 歲，25 歲之後就覺得蘋果肌、眼尾下垂，客戶都會問我是不是昨天沒睡好，眼尾都下垂了，當然也選擇過用微整形來改善，花費不少金錢 ，但效果真的有限，達不到我的期待值。最後選擇手術希望可以一次改善並延長效果，選擇張大力醫師，是因為他是全程使用 HD 內視鏡，可以降低出血跟腫脹。手術後，眼尾跟蘋果肌上提了，看起來有精神多了，現在就算前一天沒睡好，客戶也不會覺得我沒精神了。

老化從二十七歲開始

根據染色體端粒（telomere）的研究結論，美國ABC電視台，曾於一九九八年報導，七十六歲唐斯和他二十七歲孫子都做了個人染色體端粒試驗，結果唐斯體內有七成染色體端粒流失了，但是二十七歲孫子流失的比例卻高達四成。這項調查讓人驚訝於這麼年輕，老化就已經開始，張醫師則表示：「眼角下垂是一般人較少會特別留意，所以等到下垂出現時，已經很難改善。」因此一旦出現徵兆，即可諮詢專業醫師評估是否進行拉皮手術。而目前常見的提拉範圍，可以分為以下幾種：

上臉拉皮

「額頭皮膚鬆弛、眉毛或眼皮下垂，帶給人一種缺乏精神的感覺，也是所有老化當中最明顯的感受部位，更有說『八字眉』代表一種衰態，影響著人際關係的好壞。」張大力醫師表示，緊緻飽滿的額頭和揚起的眉眼，能給予人充滿活力和年輕的感覺，也令人留下第一眼的好印象。

上臉老化的問題，除了皮膚鬆弛和組織結構下垂，會造成額頭或上眼皮老化下垂的現象。上眼皮下垂可從眼睛回春術來改善，張醫師建議嚴重的眼皮下垂問題，可同時做上臉拉皮手術，效果才能自然有效，同時改善上臉老化的眼皮和額頭。一旦施行上臉拉皮提拉，效果通常良好又持久，手術後三到四天即可正常洗頭，只需於局部稍作冰敷，縫線約在一至二週內拆除。手術部位不會有太明顯的腫脹。

何謂染色體端粒（telomere）

端粒（telomere）位於染色體末端，由短小的重複去氧核糖核酸（DNA）序列組成。當人體細胞每分裂一次，端粒就會縮短一些，然而一旦端粒短到不見，細胞就會因為無法再行分裂而死亡。因此端粒的耗損就代表身體的老化程度。一般而言，老年人的端粒長度會比小孩子來得短，正是由於細胞經過多次分裂，造成端粒耗損之故。

運用上臉拉皮手術，就能有效提高眉眼，不僅傷口為隱藏式，恢復期也相當快，或搭配運用 botox 調整眉眼或皺眉紋，都能夠快速回復年輕風采。

張醫師提到，經上臉拉皮手術後臉部的線條會年輕，眉毛的高度也會自然地提高，同時打造自信的光采。

中臉拉皮

張醫師表示：「像少女般飽滿的蘋果肌是許多人所追求的，下垂的蘋果肌不僅會拉下眼尾，有時候還會造成法令紋。」這些現象令人感到困擾，中臉拉皮可以快速改善這個問題，顯現立體臉龐，還能提升眼尾，還原少女時代盈盈飽滿的臉蛋，給人留下青春洋溢的氣息。

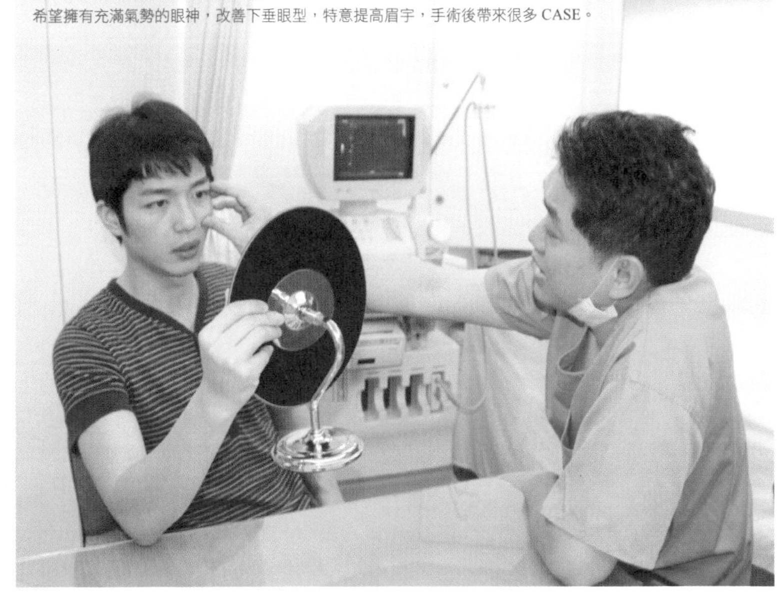

kevin / 34 歲 / 網路 soho / 中臉拉皮
希望擁有充滿氣勢的眼神，改善下垂眼型，特意提高眉宇，手術後帶來很多 CASE。

中臉老化現象會有皮膚變薄、彈性降低及脂肪萎縮，肌肉組織下垂，產生蘋果肌凹陷及法令紋加深。大多是來自臉部的脂肪團塊萎縮，皮膚鬆弛。眼袋突出及淚溝老化的問題通常可合併中臉拉皮一起治療。

日本 SMAS 中臉拉皮術，特色是將眼袋，淚溝以及中臉下垂凹陷老化的曲線提拉，將中臉老化區域提起，經 SMAS 區雙層式提拉固定於眼框骨膜下層。特殊加強材質如五爪或八爪鉤，為新型果酸及乳酸的聚合物，可於八至十二個月慢慢會融化吸收，拉完後是一種自然曲線上揚均勻的變化，效果可以加強維持。

日本 SMAS 中下臉拉皮術，是結合中臉及下臉部位，除了快速加強臉部下顎、頸部皮膚的緊緻外，也可以一併縮減下垂的雙頰，達成臉部塑型的年輕效果，使皮膚亮麗、富有彈性，就像蘋果一般。

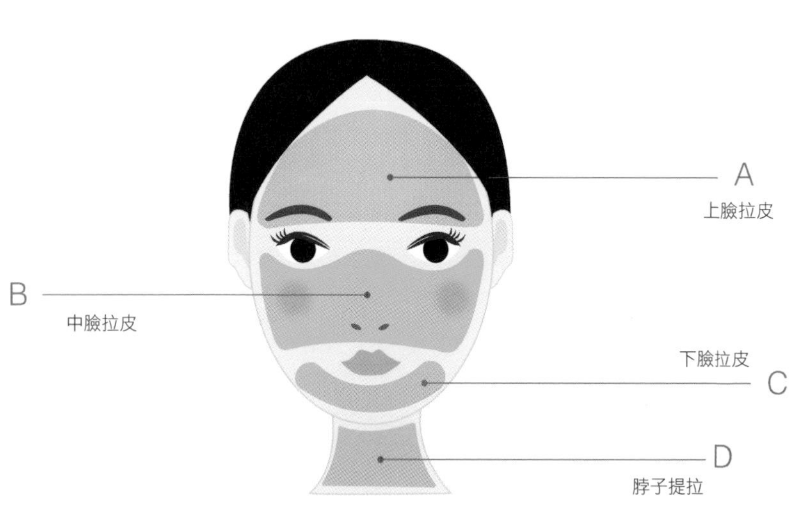

材質運用

1 五爪鉤（Endotine）

以近四十五度角的強大斜提力量，重新拉回下墜的組織。五爪勾是美國 Coapt 公司生產的軟組織固定器，它

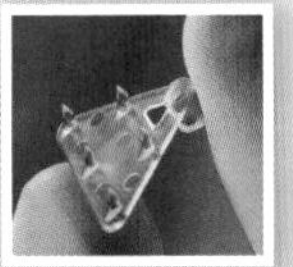

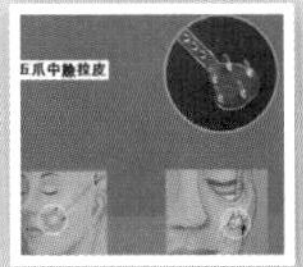

的材質是一種叫 Polylactide 的聚合物，可將前額皮瓣固定於頭骨之上，即眉毛所在的位置，重塑臉部曲線，術後傷口小，且約一年左右即可被人體所吸收。

2 八爪鉤（Endotine Ribbon）

八爪勾是利用可被人體吸收的乳酸和果酸聚合物材質所製成的，其固定釘結構相當柔軟 ，所以可順著臉部及身體的曲

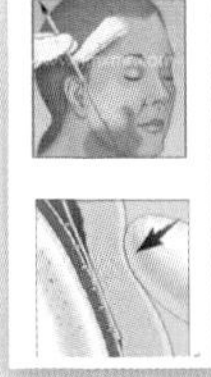

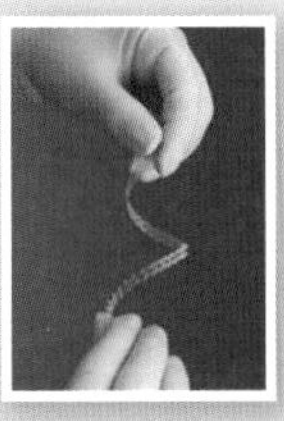

線來操作，最適合作臉部及頸部皺紋的改善。而且只需從耳後切開很小的傷口，就可以把鬆弛的部位向上拉提，達到絕佳的瘦臉效果。。

3 羽毛線（Silhouette-Lift）

可吸收的美容線，具有　持提升效果，加上可被體　吸收的特點，是最自然又安全的方式。

4 黃金線（Silhouette-Lift）

是中性礦物質抗酸鹼，無法被吸收，維持效果的時間較長，但因材質不可被吸收，須特別注意發炎等其他問題。

下臉輪廓提拉修飾臉型

很多人都知道隨著歲月流逝，地心引力會讓肌膚日漸鬆垮，但張大力醫師提醒：「除了地心引力，許多生活習慣都是老化殺手，例如抽菸、熬夜等，都會快速加速老化現象發生。」

不良的生活習慣是無形的「老化殺手」，會使身體毒素無法正常代謝，並加速皮膚外觀和器官的老化。若運用下臉提拉手術改善鬆弛的結構，可以提拉嘴角、雕塑下巴，並視實際狀況配合注射肉毒桿菌和玻尿酸等，修飾脖子線條，打造年輕緊緻的V字型小臉。

案例 2 × 71 歲・鍾阿姨

我是七十一歲的鍾阿姨，標準的家庭主婦，先生是外交官，我每天都要塗塗抹抹很多抗老化的保養品，但歲月不饒人，臉上老化的痕跡越來越明顯，嘴角、下巴兩旁的肌肉下垂、皺紋明顯，整個人看起很憔悴，我連鏡子都不想照了。經朋友介紹，我鼓起勇氣來到張大力醫師的診所諮詢，進行拉皮手術。手術後，法令紋跟嘴角紋改善了，下巴兩旁下垂的肌肉消失了，臉也變尖了，現在看著鏡子裡的自己，散發自信光采，與先生的感情也恢復往常的甜蜜。我們常常出國遊玩，非常開心。拉皮，讓我重拾美滿人生！

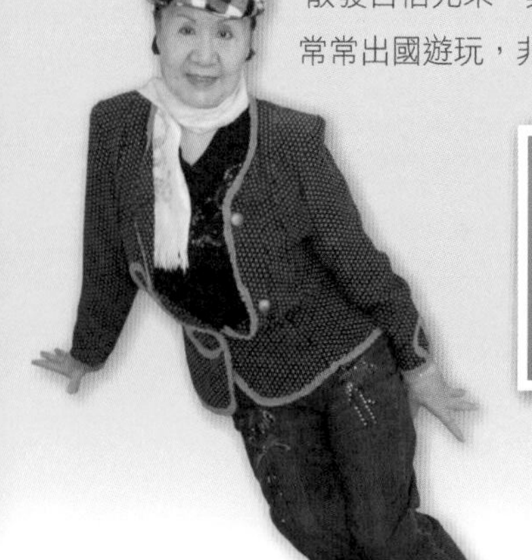

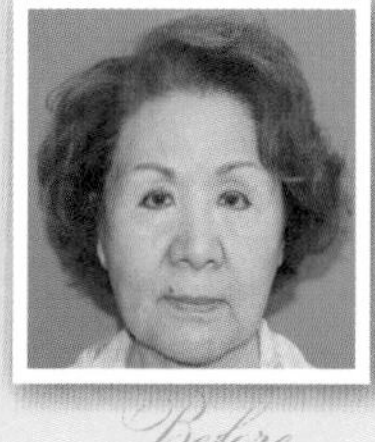

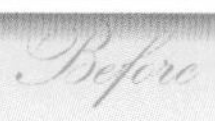

Before

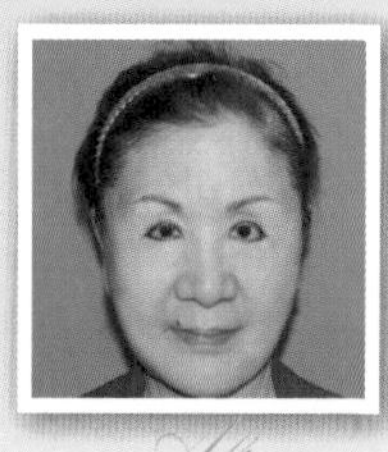

After

這是輕熟女排行榜上的熱門項目。

整個療程僅約數分鐘左右，快速安全，無副作用與術後繁瑣的照護問題，但此手術並非永久性（一次性），一般施打維持期約在三至六個月左右，會隨著時間漸漸恢復至原狀，可視個人情況定期回診施作。

頸部老化的治療

頸部老化會影響整體臉部比例和下臉的線條，因此頸部老化的治療常合併下臉提拉一起改善，可由不同切口的手術及八爪鉤的運用做年輕化的雕塑，八爪鉤為 Ribbon 的提拉帶，有八個固定的爪釘，我們稱之為八爪拉皮。此特殊材質是會被人體吸收的，雙層式提拉效果可以延長，能有效改善結構下垂和鬆弛問題。

五官黃金比例整形手術

「隨著皮膚老化、組織流失，五官的立體度也很難再如同往昔，適度的修正五官，也是讓臉龐維持年輕的方式之一」。張大力醫師舉例，年輕時明亮的大眼睛，隨著年齡增長容易變成上眼皮下垂或下眼袋突出，遮蓋了原本的神韻，顯得毫無精神，透過雙眼皮割除手術，切除多餘下垂的眼皮組織，或隱形眼袋移位術，將眼脂肪透過筋膜層做深層固定在淚溝、蘋果肌，並非傳統只是抽取出脂肪結果仍造成眼睛塌陷，便能夠重現年輕時的炯炯有神。人的面貌是整體觀感，假如感覺眼角下垂了，嘴角應該也會是下垂狀態；甚至嘴唇不再飽滿豐盈，會看到些許細微直線皺紋。所以五官應該以整體來做黃金美雕修飾，才能再現昔日年輕丰采。

Before

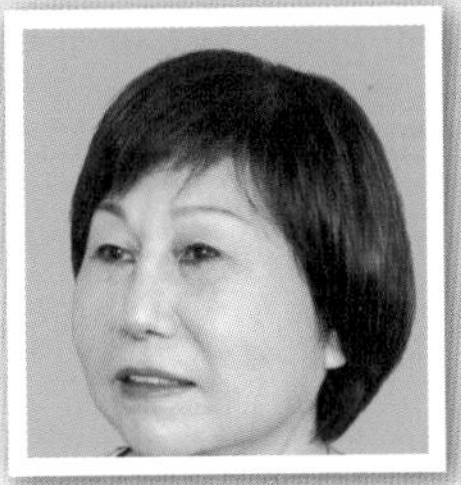

After

案例 3 × 68 歲．何太太

家庭主婦，68 歲，因為年輕愛漂亮，所以跟著注射水膠，沒想到竟然因為年紀越來越大，皮膚越來越鬆馳，水膠一直往下掉，形成下巴兩側有兩塊肉，真的很像彌勒佛。諮詢張醫生，張醫生建議我可以進行中下臉拉皮的手術並且將下垂的水膠取出，可以改善我的狀況。手術完，我真的非常高興，因為我年輕了 10 歲，也不再因為下巴兩側下垂的肉而心情不好了，而且傷口根本看不出來，很多朋友都詢問我怎麼一下子兩側的肉都不見了。

拉皮回春術

你看起來未老先衰嗎？

你是否有年齡未達四十五歲，膚齡卻已經看起來像四十五歲的困擾呢？張醫師分析：「傳統拉皮因為效果不自然、疤痕明顯，恢復期又長，讓許多人無法接受，但新式的 SMAS 黃金三角拉皮術能大幅改善傳統手術的缺點。」

也有些人嫌肉毒桿菌或微整形需要年年保養，所以追求長時間有效的拉提手術。以下提供幾種新式拉皮手術，供選擇參考：

案例 *6* × 63 歲・蕭太太

我是蕭太太，每個人聽到我已經 63 歲都非常驚訝，直説看不出來！其實，因為我非常愛漂亮，平常就很注重保養，但仍然擋不住時間的摧殘，臉上細紋漸漸變多，肌膚越來越鬆弛，擦再多保養品都沒用！我很害怕，只好找上張大力醫師。醫師仔細觀察我的臉，甚至用儀器檢測，決定幫我做拉皮手術。術後額頭明顯上提緊實，眉毛也提高了，眼睛也變大了，整個人年輕 10 歲以上，現在我臉上總是掛著自信的微笑，我不用害怕額頭皺紋洩漏我的年紀了。

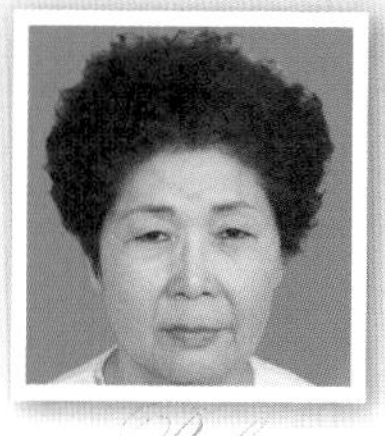

Before

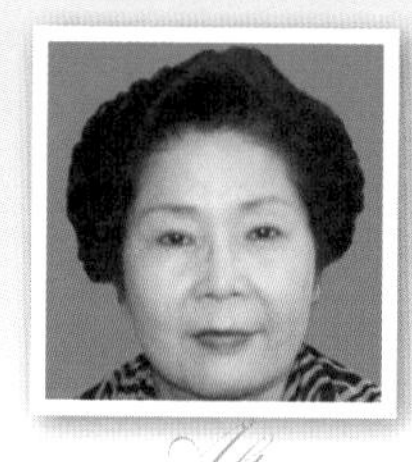

After

案例 4 × 40 歲・Linda

我是 Linda，由於從事高級主管的工作，常常要去其他的國家出差或開會，因為時差的關係，我常常失眠，再加上疏於保養，所以才 40 歲就看起來像 50 多歲，臉上的紋路越來越明顯，嘴角紋、法令紋都出現了。有一次遇到許久不見的同學，發覺她怎麼保養得那麼好，皮膚看起來緊實有彈性，問了她才知道他去做了拉皮手術。拉皮不僅傷口小，其最大優點是術後恢復快，且效果持久。現在經過手術後四個多月了，我的臉上再也看不到下垂的痕跡，嘴角紋、法令紋都改善了，蘋果肌也回到年輕時的樣子。

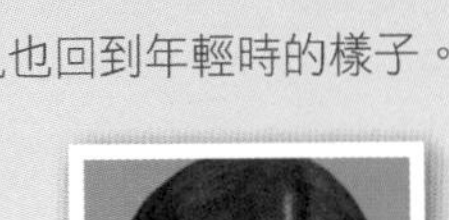
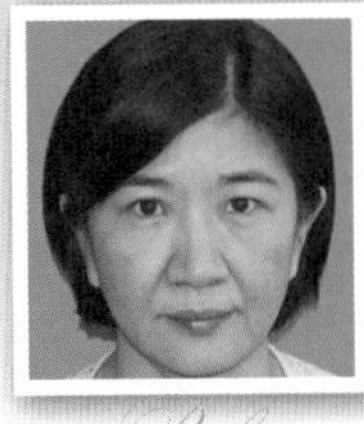
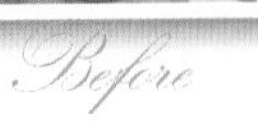
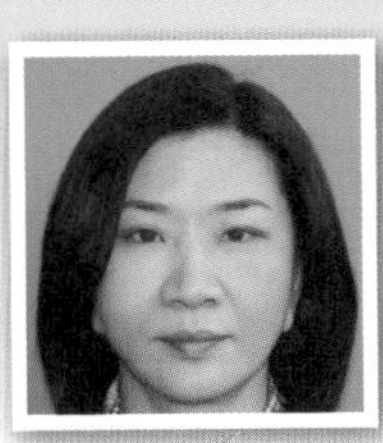

Before　After

日本 SMAS 黃金三角拉皮

女人最大的夢想是永保青春美麗，年齡到了一定的階段，不論如何掩飾，都會洩漏您的秘密，東京風采留日院長張大力醫師提供日本抗加齡的美容醫療，如何分齡抗老，除了微整形的選擇之外就是拉皮手術。

拉皮手術最初由美國的 CANTRELL 醫師發明後即震驚全球，引發各界持續研究拉皮，一九八九年，日本東京醫科大學的白壁征夫博士，在美國的國際美 容外科學會期刊，發表了白壁式拉皮的臨床報告——顏面部拉皮手術之表在性筋膜層的三角皮瓣法；為拉皮史上創下劃時代的一頁。白壁征夫博士在報告中說，他和 他的兄長白壁武博博士，自一九七九年採用白壁式拉皮，十年來效果非凡。

張大力醫師表示，黃金三角拉皮術可以針對人體臉部、頸部的老化，所造成皮膚彈性降低、皺紋形成、鬆弛下垂等現象做改善。除皮膚之外，內層組織、結構的拉提，如脂肪比例、內層筋膜和肌肉的層次都須一起考慮。因此，黃金三角拉皮術不應單單只是拉緊表層皮膚，重要的是拉提各種組織結構。手術過程無痛快速，無需全身麻醉的不適感，使得想拉皮回春的人可以得到安全有效的治療，手術的過程與方法可使病患術後腫脹大大的降低，術後的恢復期大大的縮短。對於想要回春的女性，是另一個更好的選擇。

手術特色

SMAS 黃金三角拉皮術，比起傳統手術的單層提拉，黃金拉皮能安全做到雙層固定，並運用 HD1080p 最高畫質內視鏡技術：材質選擇上依脂肪和組織結構的比例可搭配五爪、八爪鉤做加強效果。而且出血量少不需要全身麻醉，疤痕隱密，不易被看見。適合對臉頰皮膚下垂不滿意的人，或是做完電波拉皮仍無顯著改善，想要眼角上揚、臉頰緊實，神采奕奕的人。

比起微整形，「黃金三角拉皮術」能直接拉提內層組織和結構，切除多餘、鬆弛的皮膚，視提拉範圍大小，大約一到三週便能恢復自然，「大家都覺得我變年輕了！但又說不出我哪裡不一樣呢！」張大力醫師表示，常會聽到做完手術的受術者如此說呢！

拉皮手術搭配新一代組織膠 解決惱人術後恢復期長的問題

張大力醫師表示，現在的人因工作繁忙，都希望拉皮手術後能快速恢復，所以常常抱怨術後，臉怎麼這麼腫、瘀青要好久才會消、才動一下，怎麼又出血了、難道手術後的美麗，不能越快越好嗎？這些問題隨新一代組織膠的誕生，讓術後可使傷口更加平整服貼，減少血腫及組織腫脹，進而加速傷口的癒合，是目前最熱門的手術方式。

最新一代組織膠，主成分是人體的纖維蛋白原及凝血酶，本身具有良好的黏合力量，使用後數分鐘內，

案例 5 × 45 歲・陳小姐

45 歲，導遊，長期帶團到日本，因為帶團壓力及睡眠不足的關係，覺得蘋果肌的地方都下垂，看起來很沒精神，趁著有一段 10 天左右的假期，想要好好地整理一下，沒想到做完手術後回到工作岡位上，大家都覺得我變年輕了，但又說不出來我哪裡不一樣。

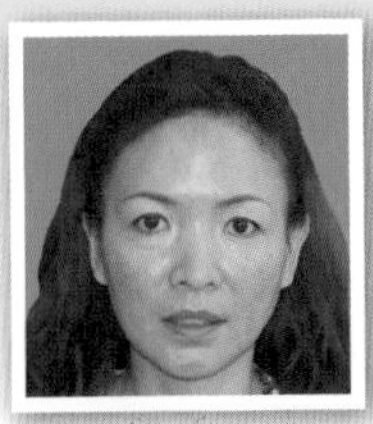
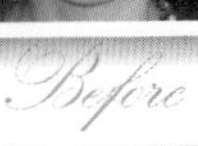

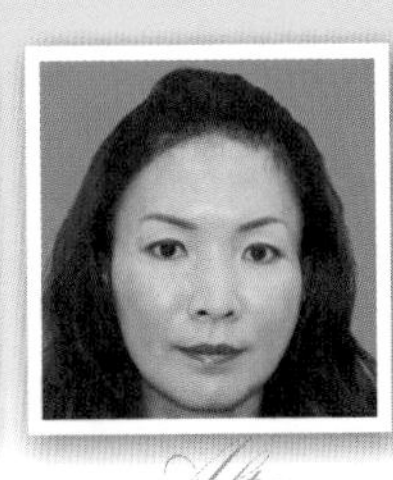
After

使用組織膠的好處

1. 減少瘀青腫脹。
2. 降低血腫、血清腫發生率。
3. 減少疼痛感。
4. 組織皮瓣快速黏合、固定（避免空腔的產生）。
5. 大大縮短傷口癒合時間。
6. 協助組織修復與細胞生長。
7. 減少疤痕產生。
8. 減少縫線、皮膚釘的使用。
9. 提高手術安全性。
10. 增加術後滿意。

就會形成生理性纖維蛋白架構，強而有力的黏著皮瓣，能幫助受傷組織修復。施用在人體上，數日後將由身體自行吸收，不會造成排斥等不良影響。

可以解決拉皮手術時的感染與加速傷口癒合

原手術需將臉部皮瓣做適度剝離，做其懸吊固定。術後的傷口癒合時，剝離的皮瓣組織會重新與肌肉組織黏合，此時容易產生血水，若無細心照料，便容易產生感染及血腫的問題，進而使恢復期延長、手術部位腫脹瘀血，甚至導致傷口潰爛。

結合五爪（八爪）、內視鏡的「黃金三角拉皮術」

手術說明

中半臉採用「懸吊式拉皮」法，從前額髮際部位切口，將可吸收的手術縫線從切口穿入皮下筋膜層，並將皮下筋膜層往上拉提、懸吊。下半臉採用「SMAS筋膜拉皮」，從耳際部位切口，將SMAS筋膜小心分離、向上拉緊，再將多餘的SMAS筋膜和皮膚切除。

手術效果

中半臉「懸吊式拉皮」有效拉提眼角、抹平魚尾紋；下半臉「SMAS筋膜拉皮」輕鬆解決下垂的兩頰、法令紋。

手術的特色

1. 出血量少，不需要全身麻醉的拉皮手術。
2. 隱藏式的疤痕，不易被看見。
3. 消腫迅速，恢復期短。

適應對象

1. 適合臉頰皮膚下垂，或兩頰下墜不滿意的人。
2. 電波拉皮術後，仍無顯著改善的跡象。
3. 想要眼角上揚，神采奕奕的人。
4. 想要臉頰緊實拉提快速明顯的人。
5. 小針美容後，對臉部不均感到困擾的人。

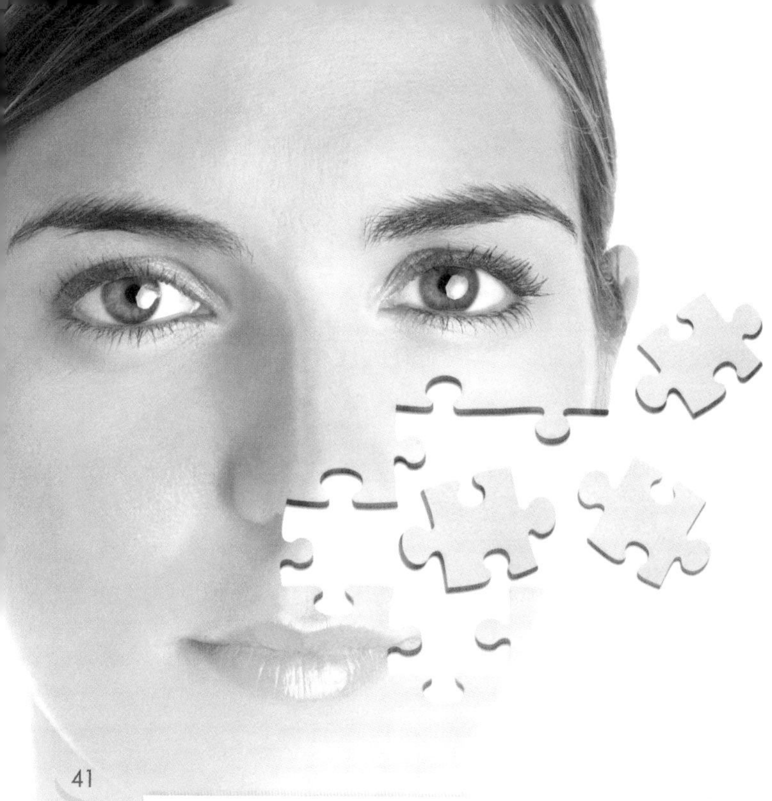

張大力醫師
安全拉皮手術特色

1.HD1080P 內視鏡特色

•國際認證 安全優越的品質

•德國 HD 1080p 內視鏡系統

•最大視野 組織空間清晰

•層次定位清楚 安全性高

•微細血管亦清晰可見

•可做到幾乎不流血

2.HD 內視鏡拉皮運用

•黃金三角拉皮術 SMAS

•HD 內視鏡五爪拉皮

•HD 內視鏡八爪拉皮

•HD 內視鏡羽毛線拉皮

•層次定位清楚

•少瘀青、恢復快、確實降低風險

電波拉皮

「有些人還沒到整個結構下垂鬆弛，利用電波拉皮即可緊緻皮膚，不需動刀也能達到使皮膚年輕化的目的。」張大力醫師說。由於肌膚的彈性與緊緻來自於肌膚膠原，但膠原細胞卻會隨著年齡的增長，以及環境中的日曬、乾燥、髒污等，而漸漸流失，流失的膠原不僅會使肌膚失去彈性，令膚質乾燥、毛孔粗大，緊接著在臉上出現深淺紋路、疤痕，使整體曲線鬆垮。

許多人不了解電波拉皮術的原理，其實相當簡單。所謂的電波拉皮，就是

張醫師小叮嚀

在眼花撩亂的廣告招牌中，如何挑選真正專業的醫師就顯得相當重要！民眾心理常受「名醫」二字所惑，而忽略該醫師是否為專科醫師，以及技術是否純熟、經驗是否豐富。

真正的專業醫師應注重醫療技術的日新月異，並時時跟進，這點可由每年是否定期參加國內外醫學演講、研修會議、學術專題討論等次數來判定。

因此建議民眾選擇具有信譽且醫術優異的「良醫」，而非單純一般商業型的「名醫」診所。

此外，醫療（手術）環境也是一個檢視重點：「多層次、低汙染」的空間是成功穩定的手術要件之一。所謂專業醫療和低汙染的管理原則，應比照日本的高規格醫療，將一、二級、三級分層把關，才能有效降低多層次感染。此外，是否注重客戶隱私、環境用物是否整潔乾淨、是否採用原廠品質物料、是否使用專業儀器檢測等，都是一個專業的醫療環境所必備。

利用機器在療程中產生的電磁波發出熱能，刺激肌膚真皮層裡的膠原蛋白，非破壞性、侵入性治療，在皮膚表面不會留下傷口、疤痕，術後照顧相當簡單。

膠原細胞經由電磁熱能刺激，不僅能增加細胞活性，更可以促進細胞分裂，提升膠原細胞數量，不用開刀、沒有術後復原期，就可以正常作息（上班、上學），且全身各部位都能施行，在生活步調忙碌的現代，這是炙手可熱的超夯療程。

由於電波拉皮非雷射光，不會有返黑的副作用，而且療程後可立刻恢復日常生活。少數人會感到輕微腫脹、發熱，或乾癢徵狀，通常這些症狀會在三至五天即消退。且因施打部位及個人保養方式的不同，大約可以維持一至三年。唯患有心臟性疾病、裝置有心律調整器及孕婦，則不建議進行治療。

玻尿酸全臉提拉

張大力醫師說明：「隨著年齡增長，臉部組織和水分會慢慢跟著流失，也使得臉部失去豐潤度及飽滿度，想恢復年輕，可將失去的玻尿酸注射回去，重回飽滿的臉龐。」

年輕時的肌膚，玻尿酸含量較豐富，所以皮膚柔軟且具有彈性，隨著歲月流逝，臉部水分也慢慢流失，皮膚開始失去原有的彈性，甚至出現了皺紋。而施打玻尿酸可以將流失的水份重新注射回去，能填平因水分組織流失而產生的法令紋、淚溝，也能用於填補夫妻宮、雙頰，令臉龐重回年輕時代的樣貌。

張醫師更分享：「由於施打玻尿酸不需要恢復期，當下立刻可以上妝外出，不易被人察覺，除了忙碌的上班族，更是藝人和模特兒的最愛呢！」

光波拉皮

「光波拉皮」的技術是用獨特溫度及能量測量感應器，以特殊的探頭，將紅外線光波的能量均勻準確的導入更深層的真皮層，讓膠原蛋白立即收縮，刺激重組再生，進而達到維持長時間緊緻的效果。張醫師強調：「若您出現皮膚暗沉、缺乏彈性的老化現象，光波拉皮是很好的選擇。」且若能搭配加強保濕護理，及多使用防曬乳液，可讓效果更加持久，建議每個月當作定期保養，比起電波拉皮，光波拉皮更經濟實惠，廣受粉領族喜愛。

日本美容麻醉方式

東京風采診所採用局部舒眠麻醉，局部麻醉可免除全身麻醉的風險，也不需要插氧氣管，受術者為自主性呼吸，並加上舒眠的靜脈注射，全程可選擇睡著，對於年紀高的受術者能大幅降低在麻醉上的風險。

術後護理

1.術後三天內請冰敷，一天至少四次以上每次約十五至二十分鐘。

三天後，請溫熱敷一天至少四次以上每次約十五至二十分鐘。

2.術後為了減少腫脹情形，醫師會用使用塑面罩將棉墊壓迫固定於臉上，

臉部腫脹約七到十天會消腫。

3.術後頭皮可能會有腫脹、麻木感、瘀青或硬塊等情形，

為正常現象，約一至二個月恢復正常。

4.術後二至三週盡量不要長時間低頭，避免腫脹；睡覺時請採半坐臥（頭高）以利消腫。

5.術後禁止搓揉臉部或做誇張的表情，以免影響術後效果。

6.傷口恢復期間避免刺激性食物，過熱及太硬的食物。多吃高蛋白食物，促進傷口癒合。

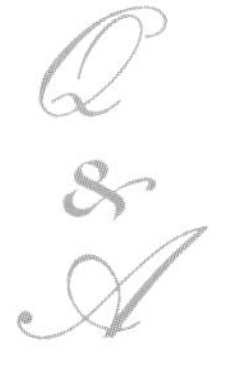

Q 做拉皮手術有年齡限制嗎？

A：每個人有不同的期待和需求，有些則屬於天生的臉部結構下垂，只能透過拉皮手術改善。因此手術和年齡無關，只要在術前抽血檢查時，沒有凝血功能上的問題，且經醫師評估後，認為拉皮手術後能符

合期待值，即可施行拉皮手術，可以說完全沒有年齡上的限制。

Q 拉皮後可維持幾年？

A：維持時間和受術者施作時的年齡、以及本身皮膚狀態、作息、有無抽菸飲酒、和日常保養方式等都有關係，而非單方向的評估術後維持時間。因此建議維持正常的生活作息、定時運動及注重日常生活保養，就能夠有效延長拉皮後的美麗期限。一般來說，拉皮手術能將皮膚狀態倒退（年輕）五至十年，只是每天因為地心引力等不可抗拒之因素，人的內部和外表每天都在持續老化，因此後續的保養也相當重要。

Q 拉皮後表情會僵硬不自然嗎？

A：傳統拉皮手術因為只提拉表面皮膚，並沒有提拉內部的筋膜層，因此臉部常顯得僵硬緊繃，好像戴副人皮面具，新式的HD高畫質內視鏡黃金拉皮術，能確實提拉兩層，有效避免緊繃、不自然之感，只是術後初期眉毛眼尾較高，表情會稍微呈現「驚訝」狀，但無須擔心，大約一個月後便能恢復自然。

Q 手術是否會有那些風險？

A：手術風險和醫師的專業經驗、醫療流程與無菌設備完善度等相關，並會影響以下各項風險值發生的機率：

1. 感染：建議選擇專業專科醫師操作和醫療團隊，且備有國際等級的專業手術室，和消毒設施及無菌管理的專業診所，才能有效避免感染風險。

2. 血腫：傳統手術因為未使用內視鏡技術，無法清楚看見血管，容易造成出血情形，甚至引發血腫問題，選擇專業內視鏡拉皮技術，能有效降低出血，避免血腫機率產生。術後建議按照醫囑，保持術後追蹤，便能避免血腫風險。

3.顏面神經麻痺：傳統手術有視野不佳等風險，但最新的內視鏡拉皮技術，是走在顏面神經層底下，因此不會傷害或干擾到顏面神經。

4.感覺神經遲鈍：因為手術會牽扯到皮膚與肌肉組織，術後初期會有神經感覺較遲鈍的狀況發生，但此為正常現象，只需多補充B群，一個月後會慢慢回復。

5.傷口癒合不良：血糖較高及抽煙者較易產生，故手術前後兩週，應控制血糖與戒煙。

6.肥厚性疤痕：此為體質因素。

7.毛囊生長：不須特別剃頭髮，因此不影響毛囊生長，術後使用頭皮保護套也能保護毛囊，避免頭皮發炎問題產生。

Q 如果從前曾做過拉皮手術，現在皮膚又已鬆弛，可以再做一次嗎？

A：可以再做，但因為內部已有疤痕反應，建議找經驗豐富的專科醫師操作，便能重現美麗效果。

1-2 給我一雙動人眸

人與人的認識、交會都是由眼神的接觸開始，如果能擁有一雙會說話、溫暖、誠懇，且電力充沛的眼睛，不管是在接待人事、開發業務，或是在天雷地火的一瞬間，什麼都有可能！因此別再說一見鍾情靠運氣，完全都是取決於眼睛是否具有魅力。

東方人的眼睛都不夠立體，眼睛的神韻是臉部特徵最明顯的部位，張醫師重視個人本身條件來規劃作法。治療前3D影像模擬系統，可一百八十度提供各項五官的參數，較能符合受術者的期待值。例如鼻部山根到鼻頭的曲線、下巴的弧度與大小等，皆能與客戶的臉型實際規劃評估，日新月異的雲端醫療提供客製化專業的整形模擬，各種手術效果立體呈現，全面提升治療安全感及滿意度。

因此，如何搭配出適合自己臉型的五官，作自己的超級名模，最重要的就是術前充份的的諮商與溝通。以下將從眼部手術介紹起，再到鼻部、下巴及自體脂肪的運用。

「整形不只是改善了外表的輪廓，更是一點一滴找回自信與神采。」張大力醫師分享。東方人因為天生的眼袋或單眼皮，給人一種無精打采、沒自信的感覺，造成工作或生活的困擾。以為只要割雙眼皮，就有一雙炯炯有神、水汪汪的電眼。但現代人生活作息晨昏顛倒，導致雙眼普遍無神，眼尾下垂、眼皮泡腫或者眼眶凹陷。

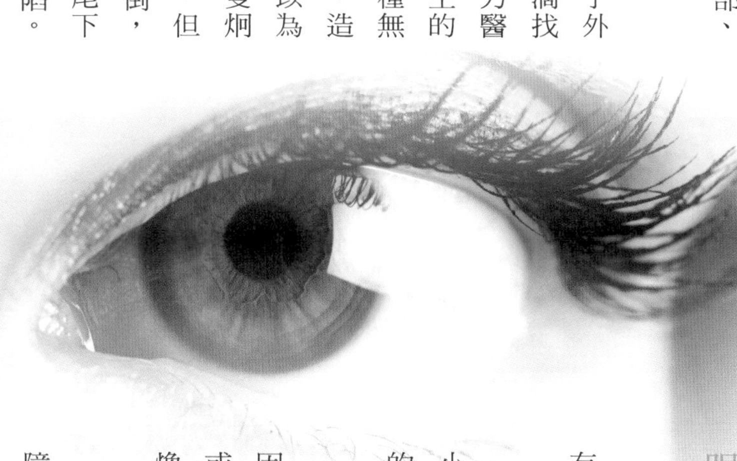

眼睛魅力指數

如果認真審視自己，其實眼睛迷不迷人，有很多原因：

一、遺傳：許多知名商賈世家，一家老小站出來，全是瞇瞇的鳳眼；極少數大眼睛的子女，還會被質疑是割了雙眼皮。

二、眼睛生病：例如視力不好，可能是因為近視或遠視、散光，也可能是因青光眼或白內障，導致眼睛變形或視力不佳、眼神煥散。

三、失眠：不管是整晚沒睡，或有睡眠障礙，長期服用安眠藥等，時日一久，多會造成眼尾下垂、眼眶凹陷、黑眼圈等問題。

四、身體過勞：許多竹科工程師，日經月累伏案寫程式，長時間盯著電腦銀幕，就這樣把眼睛操老了；除了眼尾下垂外，還會加上年紀輕輕就出現的抬頭紋。

五、癌症等重症或全身性疾病如糖尿病、甲狀腺等疾病：眼皮下垂無神，常是這些病人共同的表情。

六、眼尾下垂：這種人額頭的皮較鬆弛，造成眼皮往下蓋而影響視野。要診斷是否額頭下垂的方法很簡單，就是躺下後，如果眼皮可以好好的睜開，直立時額頭蓋下來，遮住眼皮，原因就是出在額頭了！

一般人認知的漂亮眼睛是有標準的。眼睛的寬度應佔全臉的五分之一，黑眼珠的直徑約佔眼睛寬度的五分之二，眼白則大約在五分之一及五分之二。不過眼神是無法造做出來的，當人們充滿自信時所煥發的動人眼神，才是最迷人的。整形手術能改善的眼部問題非常多元，效果也不同，要先了解自己的問題與需求，才能對症下藥。

別讓你的眼睛未老先衰

眼部整形手術，主要是對上下眼皮摺痕來做調整，利用切割及縫線來改善眼皮浮腫或較無精神的外觀。

手術矯正方法大約分兩大類型，如：縫線型及手術切割矯正方式。縫線型無切割傷口，恢復快速，但持久度不比手術切割方法來得久。手術切割方法效果較持久，且可順便改善脂肪過多，皮膚過多的問題，壞處是消腫時間較長。

由於眼部整形手術會因個人條件而有差異性，如：每個人提眼瞼肌張力不同、眼皮厚薄、眼眶骨結構及型態、兩眼對稱性、及皮膚鬆緊度，眉毛或眼尾是否下垂等，都會影響手術的結

縫／割雙眼皮
改善五大眼部問題：

1. 改善單眼皮。
2. 改善內雙及眼皮不明顯。
3. 改善一單一雙大小眼。
4. 改善皺摺不對稱。
5. 改善眼皮老化下垂。

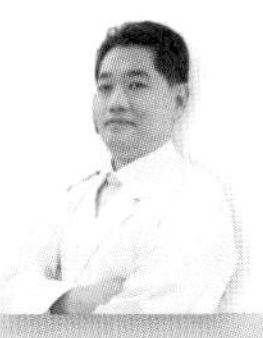

張醫師小叮嚀

沒有哪一種縫法是絕對完美的，要視個別狀況調整。若是斜視、兩眼視差大、眼球凸出或眼皮懸吊的朋友，割完雙眼皮，會使這些缺點更突出；如果是有皺眉紋及魚尾紋的單眼皮，光作雙眼皮手術，會令皺紋增多；有些人本身眼皮鬆弛，若仍採用縫合的方式，則效果不佳。醫師對縫法的習慣及掌握度不同，以及每個人眼皮的厚度，都會影響縫合的效果，建議在擁有明亮電眼之前，要先作好全盤考量，才會達到理想效果！

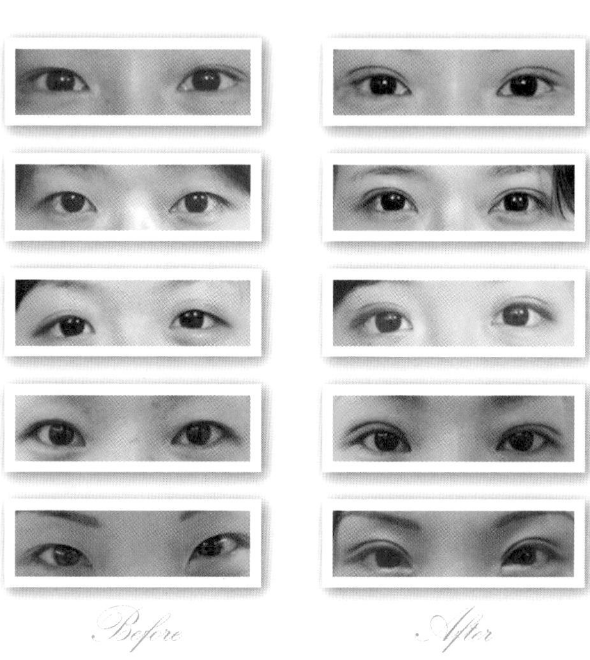

果值。合併症如不對稱、鬆脫及疤痕問題最為常見。

一般做完眼皮成形手術後，如果感覺緊繃不順時，必須耐心等待，並做疤痕復健治療三至六個月，疤痕及腫脹便會慢慢回復。以下個別就雙眼皮、開眼頭、眼瞼下垂、眼袋等手術來作進一步說明。

縫／割雙眼皮

雙眼皮之所以會吃香，是因為雙眼皮的女人，上眼皮的皮層壓住睫毛，使睫毛往上翹，增加了眼睛的魅力。因此單眼皮的女人，少了睫毛的變化，多少會自覺遺憾。因為羨慕別人的雙眼皮，往往設法找醫師在單眼皮上割一刀，以便走入現代美女的行列。

而以前的人想要雙眼皮，為的是畫眼影，最好是像洋娃娃一樣，睫毛翹起來，眼睛眨呀眨，顯現惑人的美感；現在則強調讓眼睛變大，有精神，不泡腫，自然才是重點。

雙眼皮的手術常用兩種方法，一種是縫合法，一種是手術法。

「縫合法」：常於眼睛較大、上眼瞼薄而鬆、不使用隱形眼鏡、不常翻動眼皮者。一般較適合年輕人，因為上眼瞼較薄，只要在眼皮上方置入縫線，便會形成自然的雙眼皮皺褶。手術簡單、消腫快，不必拆線，而且雙眼皮看起來比較淺，因此深受年輕族群喜愛。

「手術法」：適用於眼皮肥厚、皮下脂肪及眼廓脂肪較多、眼瞼肥厚、眼裂細小、眼毛內翻的人。依據個人對眼型美感和本身眼瞼肌條件，於眼皮適當高度劃出傷口，視情況去除多餘脂紡和眼皮，利用縫線縫合提眼瞼肌及眼皮，形成雙眼皮皺摺，可精確穩固的形成眼頭到眼尾的雙眼皮皺摺，手術精細，以致張開眼時根本看不見傷疤，而傷疤也會隨著時間而淡化。

開眼頭

東方人的眼皮常需要合併開眼頭，通常是眼睛顯得較小，顯得無神。而此種手術方式，是利用在眼頭開道微小傷口，再縫合眼皮內眥韌帶，修除多餘的眼頭眥皮，能使眼睛更加深邃動人。

眼瞼下垂

眼瞼下垂，指的是眼皮張到最高時，仍然遮住黑眼球超過零點一公分，這種病患外觀上是單眼皮，有睜不開的感覺，容易看起來睡眼不足；病患通常以為只要割割雙眼皮就好，但其實是因為提眼肌無力，所以眼瞼下垂的治療，是作提眼肌縮短手術。

如果是黃金熟齡五十歲以上男女，老年性眼瞼問題就很常見。由於年紀漸長，皮膚及皮下組織變薄，彈性消失，肌肉鬆弛，眼皮下垂，脂肪突出，容易形成三角眼、

案例 7 × 55 歲・Tiffany

我是 Tiffany，現在五十多歲。從事忙碌的服務業，生意非常好，往往要忙到三更半夜才能上床休息，天才濛濛亮，就又得起床採買食材。長期睡眠不足的結果就是——深深的黑眼圈與眼袋，整個人看起來雙眼無神、無精打采，時常引來關切的眼神與問候，上次去買菜，人家竟然叫我婆婆！可是我又怕動手術會很不自然，試過許多方法，像是冰敷、按摩，都無法消除。正想放棄的時候，朋友介紹我去找張大力醫師，醫師在細心的詢問之後，搭配詳細的解說，我決定做個簡單眼袋移除手術，並約了下次看診的時間。做完之後一個月，我不僅眼睛看起來明亮有神，整個人也顯得容光煥發，幾乎是判若兩人！連同事也跟我說，最近怎麼變得年輕許多！

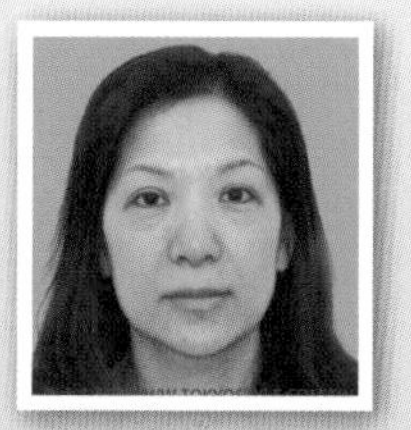

Before

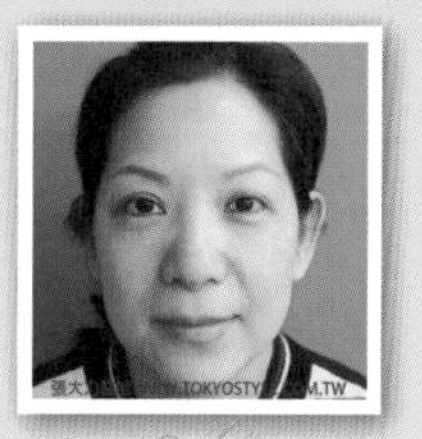

After

眼袋形成原因

1. 因先天遺傳或後天影響。
2. 眼脂肪堆積於下眼部、肌膜鬆弛老化，造成眼眶骨的萎縮或基質的流失。

皺紋和囊腫現象，甚至眼睫毛倒插，眼皮手術就可搭配拉皮手術，改善鬆弛的狀況。

日式隱形眼袋移位術

「近年來由於人口老化，越來越多朋友來找我做眼袋消除手術，成為醫療整形最常面對的問題。」張醫師分析。

所謂眼袋，是指下眼皮脂肪或囊狀膨出，常見於年紀大、生活習慣不良、鼻子過敏、遺傳、甚至戴隱形眼鏡不良的人。主要是因眼周脂肪老化下垂或眼窩脂肪增加造成的，通常發生在兩側，不一定對稱。

下眼袋手術的選擇方式，最主要還須經由專業的醫師整體評估，每位受術者眼睛的提眼瞼肌、眼眶骨、筋膜層彈性、眼皮老化條件等因素，來量身打造最適合的做法。

新型手術突破

「去除因年紀增長、皮膚與肌肉鬆弛所導致的眼袋，看起來年輕十歲，而且術後恢復快速，我有越來越多的客戶，選擇眼袋手術做為整形第一步。」張醫師分享。

案例8 × 年齡不詳・Chanel

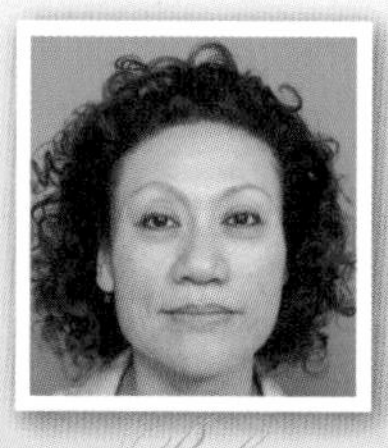
Before

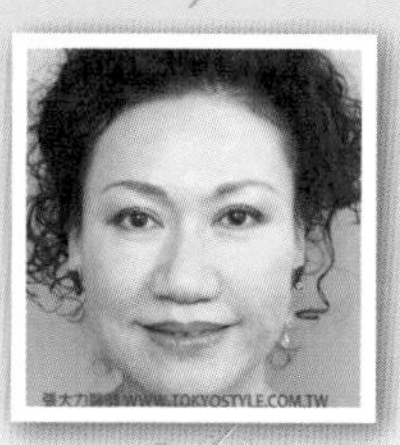

After

我是Chanel，年齡是我的秘密，每次照鏡子，看見明顯的眼袋，都覺得自己老態龍鍾、沒精神，塗了好多知名牌子的眼霜都沒用，才來請張醫師幫忙。張醫師看我除了眼袋問題，還建議我要有蘋果肌，氣色看起來會年輕一點。於是我做了眼袋下移術，將眼袋脂肪下移至蘋果肌位置，一次解決兩個問題！現在我的臉看起來豐潤明亮，有精神多了！

隱形眼袋移位術

眼袋對於很多人來說是個蠻大的困惱，因為不只會隨著年齡老化而產生眼袋，更有不少年輕人天生就已有眼袋，而其中有七成的受術者會在眼袋下方，合併生成深淺不一的下陷痕跡，也就是一般俗稱的淚溝。張大力醫師表示，眼部肌膚非常脆弱與微薄，眼睛周圍肌膚只有臉部肌膚五分之一的厚度，因此要特別小心護理。但傳統處理眼袋的方式，是藉由內開或外開的方式將脂肪切除，不過眼袋脂肪切除後，久了反而會讓淚溝更加明顯。

對於這個缺點，張大力醫師目前使用最新的隱形眼袋移位術，不需將眼袋的脂肪全部切除，反而是將脂肪移位至淚溝處，穿過筋膜層，深層固定。如此一來，除了可以將眼袋移除，也能夠讓淚溝凹陷的地方被填飽滿，讓下眼皮變得平順，改善老化問題。加上這種手術方式不會留下疤痕，讓受術者滿意度大為提升。對於更要求完美的人，可以搭配微整形醫學美容改善細紋或暗沉，讓雙眼更能散發魅麗。

睫毛下眼袋摘除術

此種方法適用於眼袋較大、黑眼圈、眼皮皮膚鬆弛、皺紋較多，或是下眼瞼彈性較差的朋友，可以改善下眼瞼鬆垮問題。除了少數有疤痕體質者會比較明顯，大部分人疤痕皆不明顯。手術分為內開式和外開式。

內開法：從下眼瞼內側的結膜切開，將多餘眼窩脂肪找出並予以去除，而使眼袋消失。此種方法適用於眼窩脂肪有多餘的膨出，但眼皮皮膚彈性不錯、下眼皮並無鬆弛皺紋者。因其傷口不經皮膚切入，而是由結膜切入，故眼皮表面不會留下任何疤痕。缺點是僅能處理眼袋，不能處理皮膚鬆弛及皺紋的問題，所以適用於較年輕的族群，若年紀較大或皮膚有明顯鬆弛則不太適用。

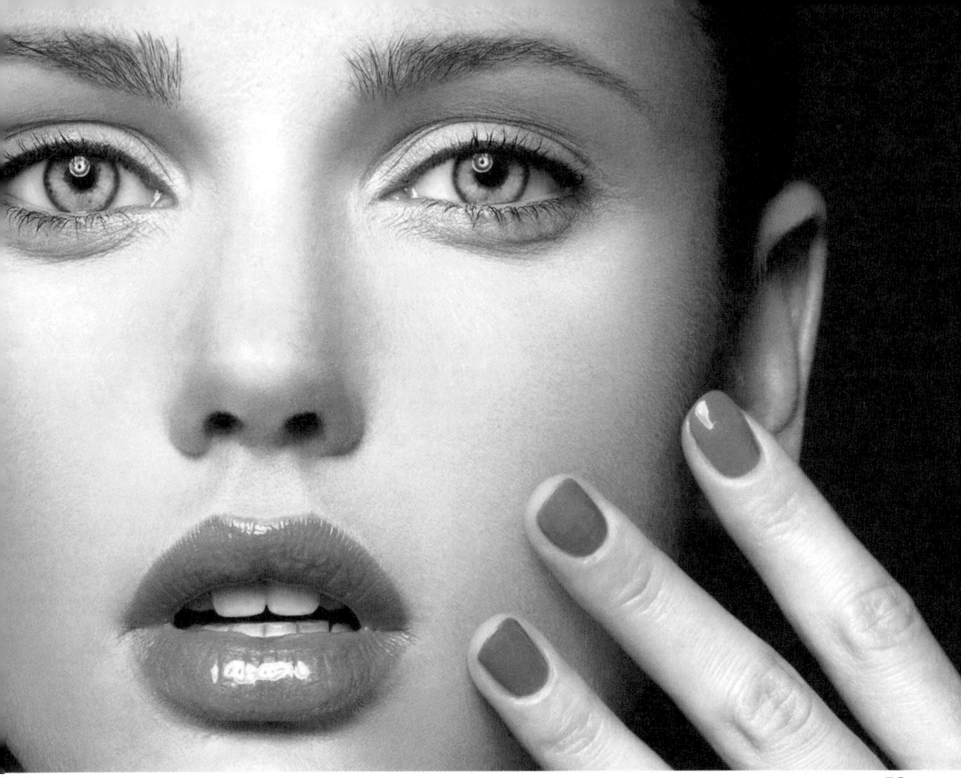

外開法：從下眼瞼睫毛下緣切開，依序切開眼輪匝肌，打開下眼眶中隔，剝離出脂肪，然後將多餘的脂肪切除，再將鬆弛多餘的皮膚切除，最後將傷口縫合。此種方法適用於眼袋較大、眼皮皮膚鬆弛、皺紋較多、或是下眼瞼彈性較差的受術者。術後疤痕皆不明顯，除非有特殊體質者，應先告知醫師。

術後護理

1. 手術當天盡量不要獨自騎機車或開車回家，以免看不清路況而發生危險。

2. 要避免劇烈運動與高溫環境，外出時，可配戴太陽眼鏡來遮擋陽光、風沙，以免傷口再度出血或受刺激。

3. 若覺得眼睛乾澀，可用人工淚液舒緩。三天內睡覺時，請將頭部墊高四十五度，避免平躺，減輕浮腫情況。

4. 三天後可正常洗臉，但勿用力搓揉，洗淨後將傷口擦乾，塗上藥膏即可。

5. 一週後，可視手術方式，返回診所複診並拆線，術後浮腫與瘀青消退的時間，約需二至四週。

6. 善用含豐富之膠原蛋白及燕麥成分的美白眼膜，舒緩鎮靜並增加眼周肌膚保水度，可達到修護肌膚的功效。

7. 避免抽煙、飲酒及刺激性食物，隱形眼鏡則於術後二至三星期再戴。並多補充左旋維他命C，可以還原眼周的黑色素，淡化黑眼圈。

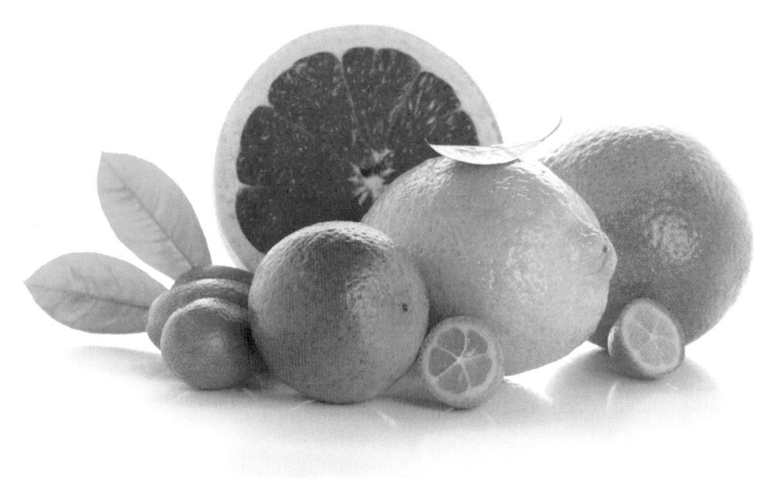

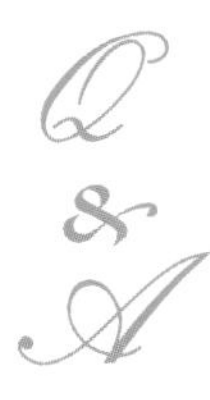

Q 眼皮手術後會腫多久？為什麼術後第二天比當天更腫？

A：眼皮手術的腫脹情形與手術方式有關。一般分為縫合法及手術法，縫合法較無侵襲性，約二至三天後，會漸漸消腫。

若為手術法，術後三天是出血期，需要冰敷照顧，消腫時間本來就較長，需要有點耐心。

Q 雷射過眼睛可以開雙眼皮嗎？

A：做過近視雷射手術的朋友，由於縫雙眼皮時，在眼皮內側與角膜接觸之處難免會有傷口，若不留意，可能會傷到手術過的角膜瓣；一定要先告知醫師是否動過近視雷射手術，避免造成傷害。

Q 割完雙眼皮，會不會回復成單眼皮？

A：通常割完雙眼皮，不會再回復成單眼皮；除非眼瞼太有力氣，才有可能導致雙眼皮消失，或變成內雙，但並不常見。

Q 如果有長期用藥習慣，需要事先告知醫師嗎？

A：術前兩週內，不能服用會降低凝血功能的藥物（例如阿斯匹靈），以免血液不易凝固。有用藥習慣或本身有蟹足腫體質，一定要事先告知醫師。

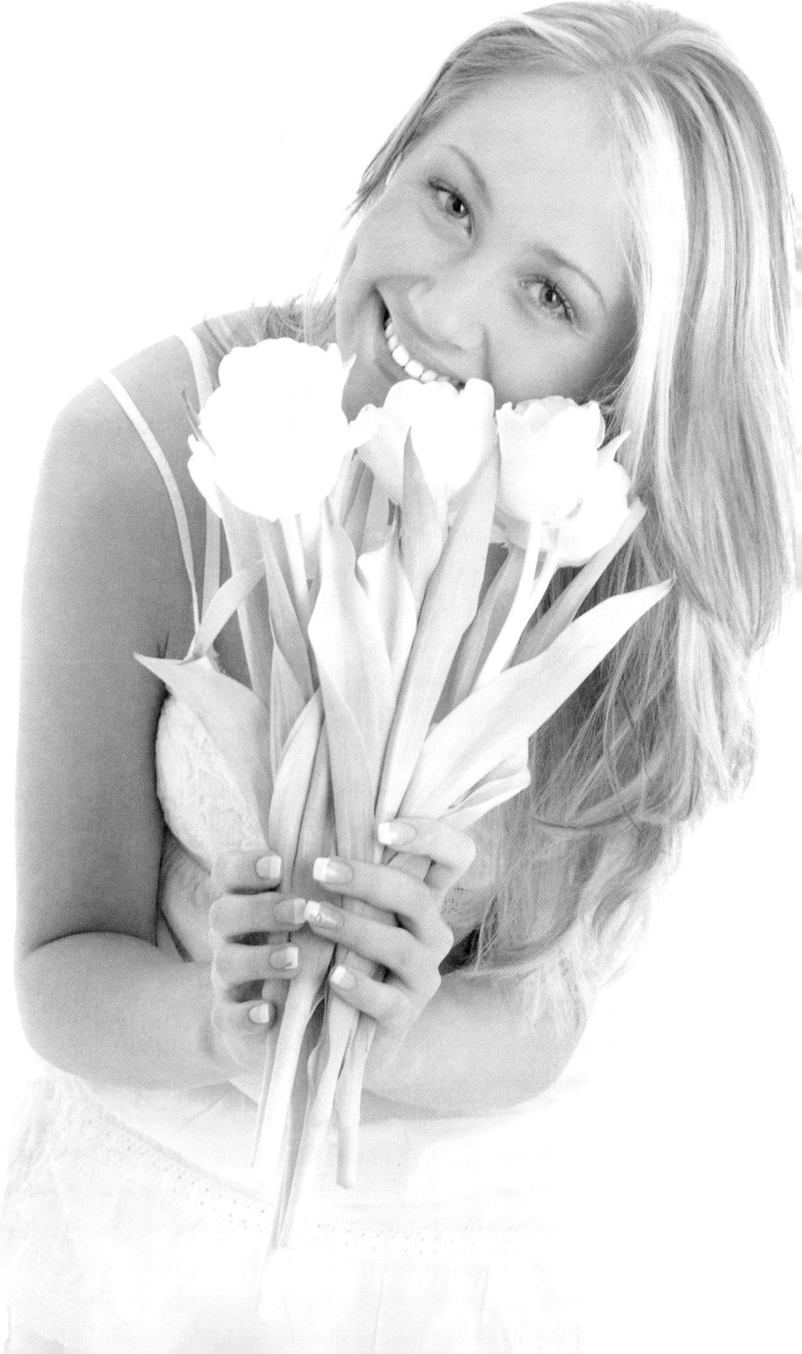

1-3 拒絕朝天的鼻

曾經有流傳一個傳說，上帝造人時，在西方人的臉部多加琢磨過，所以西方人鼻子挺、五官立體。但是做到東方人時，心力已經不夠集中，所以東方人則大臉塌鼻。因此近代東方人的整形，除了割雙眼皮以外，最多的就是隆鼻了。

「一個人的臉部立體與否，在臉部的中間三分之一黃金比例（眼睛與鼻子），鼻寬度為臉寬的五分之一，角度則在百分之三十到四十度之間，最能呈現整體舒適的美感度。」張醫師分析，鼻子是臉上最為突出的五官，想擁有輪廓立體的細緻五官，鼻型是一個重要關鍵，雕塑鼻形，能讓整體五官，變得立體有型。

但台灣單純塌鼻的很少，越來越多要求鼻整形的原因，是因為鼻頭大、鼻樑寬、鼻子短等等，真的需要隆鼻的人已經減少了。

因為鼻子是3D的立體形狀，如果只是單純地增加鼻根到鼻尖的高度，並無法完全改善鼻形的問題，尤其是對於有朝天鼻、蒜頭鼻或是鼻翼過寬等問題的人，手術大約以完整的鼻型雕塑手術，分二個部份進行，除了將鼻樑墊高外，還會針對鼻頭的部份，做

3D立體空間的整形。

一般常用的隆鼻手術方法，主要可分為矽膠人工骨植入和自體軟骨植入兩種。使用矽膠人工鼻骨，偶

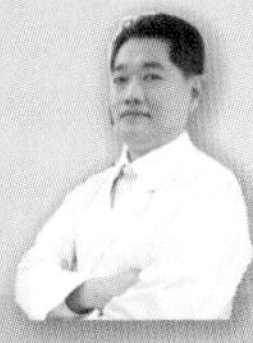

張醫師小叮嚀

手術通常可以簡單分成鼻孔內切式，與鼻小柱皮膚切開式兩種。一般來說，後者的難度較高，多用在鼻頭整形；傳統的人工鼻骨的隆鼻手術，則會選用鼻孔內切式。不過，這二種方法都各有優缺點。無論如何，整形手術前務必與醫生做最仔細的溝通，選擇適合自己的手術方式，才能真正獲得理想鼻型。

有植入骨排斥的可能，隨著生物科技的發達，也多了其他不同材質的人工鼻骨；而近來使用自體軟骨有愈來愈多的趨向。

美麗的風險

「雖然隆鼻是越來越熱門的整形手術，但有些因素讓想隆鼻的人有些疑慮，需要經驗豐富的整形醫師來克服。」張醫師分析。

隆鼻後最常見的後遺症是歪斜。因為人的臉二邊不一樣大，鼻子當然不是位於正中線，但每天習慣了自己的臉，理所當然以為鼻子在正中央；等到隆鼻之後，鼻子變挺，原來的差異會更明顯，才發現鼻子是歪的。這種狀況無法矯正，所以如果原本鼻子很歪的人，可能不適合隆鼻。

另一個原因是人工鼻骨尺寸不對，例如太長，或曲度不對，術後當然會歪斜，至於技術上沒有放正，只佔非常小的比率。

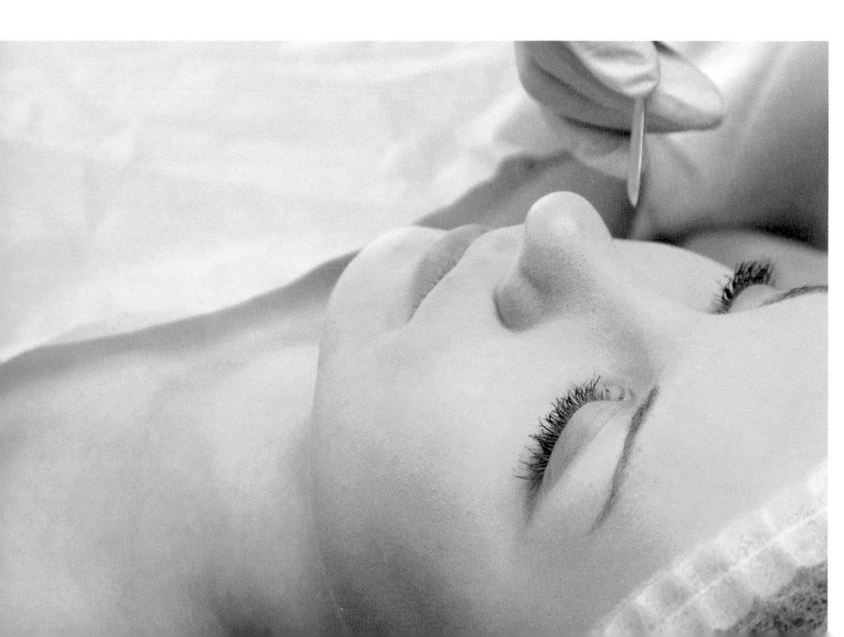

最後一個歪斜的原因是術後創傷，人工鼻骨大約二星期至二個月位置才會固定，這段時間如果鼻子撞到，有可能易位而歪斜。

其次是鼻子感覺「假假的」、鼻樑像刀子般尖銳。這是因為人工骨頭沒有置於骨膜下，無法與原來鼻骨鑲嵌，浮動於原來鼻骨之上，就會有不自然的感覺。因此，在動手術之前，一定要多方打聽，選擇專業的醫師動刀，便能將後遺症減至最低。

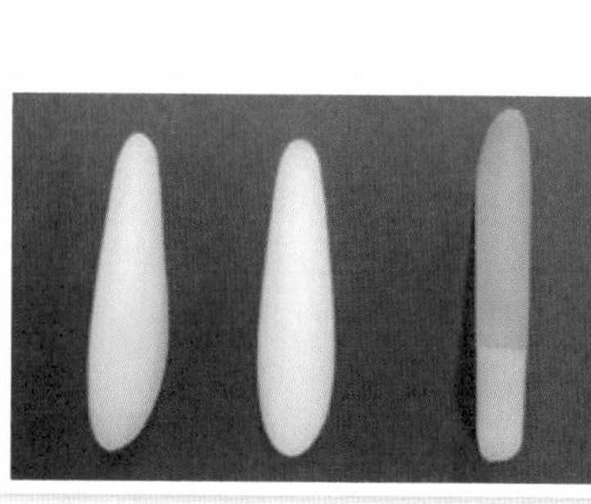

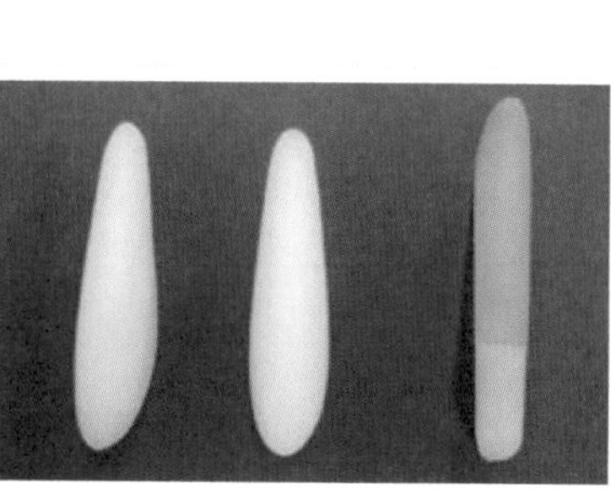

隆鼻

人工鼻骨隆鼻

隆鼻手術可針對本身軟骨等組織不足，或是對微整形無法滿足期待，而將人工鼻骨植入以墊高鼻樑，使鼻子高挺，有分ㄙ型和工型鼻膜，可透過3D模擬系統評估鼻形及高度。但如果只是單純增加高度，對朝天鼻、蒜頭鼻或是鼻翼過寬等問題的人，並無法完全改善鼻形的問題。完整的鼻型雕塑手術，會分二個部份進行，除了將鼻樑墊高之外，還會針對鼻頭的部份，做3D立體空間的整形，是完全客製化的量身訂做，打造一個完美小巧的俏鼻。

案例 9 × 38 歲・小君

我是小君　38 歲。一直覺得鼻子的山根很塌，可還是鼓不起勇氣來做手術，擔心手術後的結果不是我想要的，一直到有看到東京風采介紹 3D VECTRA，是可以客製化規劃鼻形，讓我鼓起勇氣去諮詢，張醫生很清楚地跟我説明想要的鼻形並且告訴我手術中會改善的部分，也讓我模擬鼻形，我可以告訴醫生我想要的高度。手術後我真的很開心，術後結果真的就是我想要的，有了 3D VECTRA，真的可以安心做隆鼻手術了。

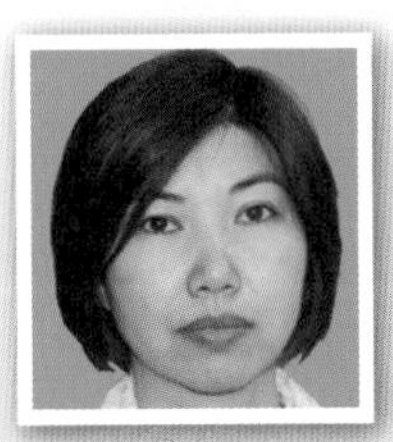

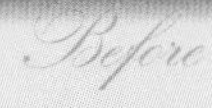

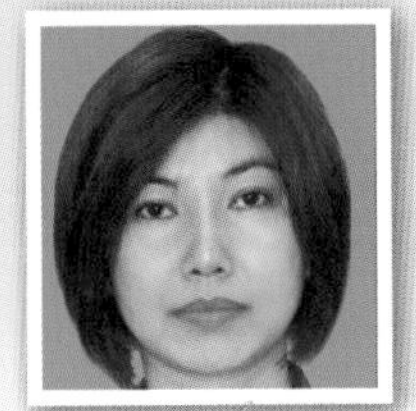

After

注射式隆鼻

對於想要隆鼻卻害怕動手術的人，注射式的微整形隆鼻不失為一種好方法，因為是暫時性的手術，可以施打之後，覺得滿意再進行隆鼻。注射式隆鼻以微晶瓷和玻尿酸較為常用，只要短短五分鐘，沒有開放性的傷口與疤痕，風險較低，可以立即正常作息。

術後的鼻形，其外觀及觸感非常自然且柔軟，也沒有異物感，只是物質會隨著時間漸漸被人體所吸收，不能像手術般維持長久。

卡麥拉隆鼻（Chimera）

美國研發的最新材質卡麥拉鼻模（Chimera），內層是矽膠彈性體，外層包覆一鐵氟龍纖維（Goretex）、聚四氟乙烯（ePTFE）的合成材質，較一般矽膠鼻骨粗，不會有鼻樑過細或反光問題。外層的Goretex可以與人體結合，降低發炎或排斥機率，鼻背弧度較圓潤，不易攣縮。材質可以和身體相容，會牢牢貼附於體內，不易產生移位或晃動等問題，但植入手術時間較長。內層的矽膠屬永久性材質，較不會有被吸收的情形，改善傳統人工鼻骨的缺點，是現代創新技術。

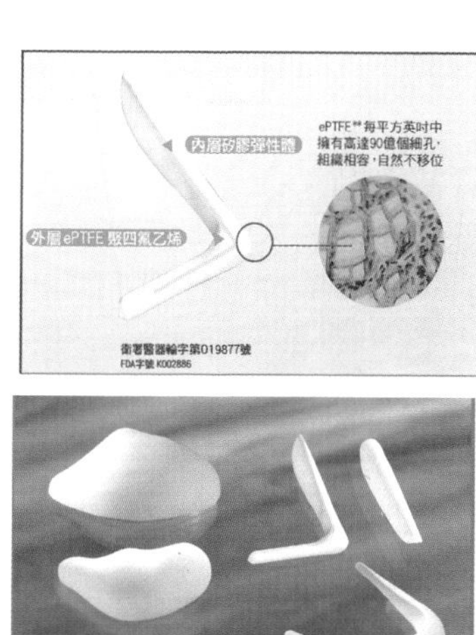

鼻尖整形示意圖

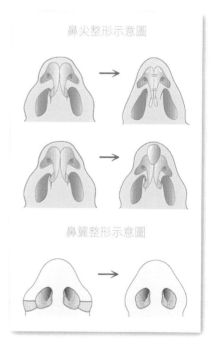

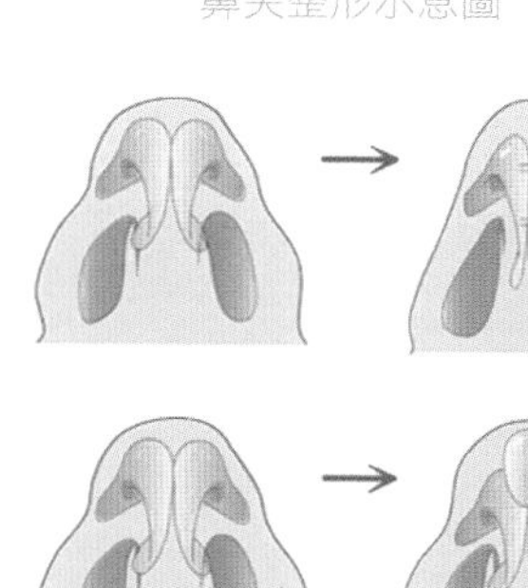

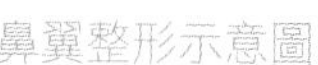

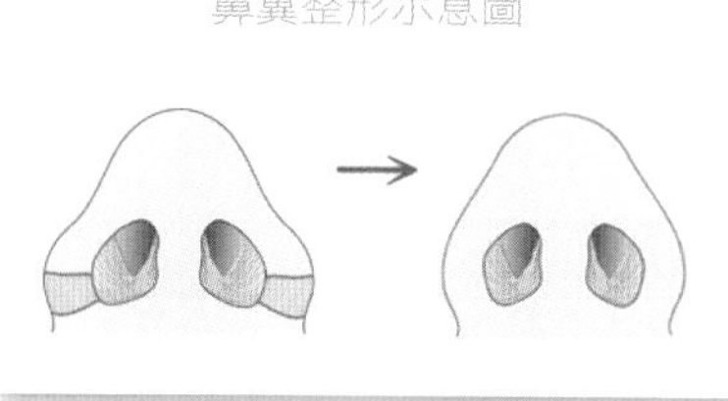

各式隆鼻比較圖

各式隆鼻	特點	缺點
卡麥拉鼻模	相容度高 鼻型和觸感自然	無法大幅度客制化
人工鼻模	取材簡單雕塑容易	鼻頭較不自然
耳朵軟骨	再吸收率較低	可用量有限
肋骨軟骨	可用量多	再吸收，表面不平 不易固定
Gortex	雕塑容易 能客製化	取出不易
注射式隆鼻	無修復期無傷口 快速自然	持久度有限 會吸收

韓式隆鼻

韓式隆鼻與一般隆鼻的做法不同，特別注重鼻骨與鼻軟骨的外觀，植入I型或L型的人工鼻模，改善山根或讓鼻樑過低的問題，讓臉部看起來更加立體。又利用耳朵軟骨或鼻中隔軟骨，來加強鼻頭的塑形，雕塑出自然、挺翹的鼻頭，且不用擔心有人工鼻骨戳破皮膚的風險。

自體軟骨隆鼻

對於有朝天鼻、鼻形過短等問題的人，如果只是單純地用人

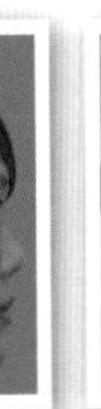
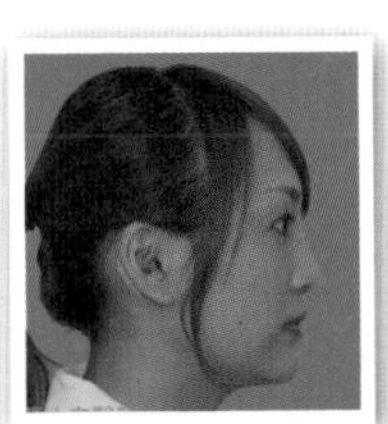
Before

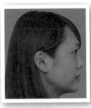

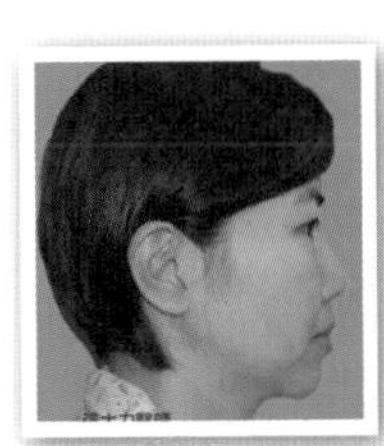
After

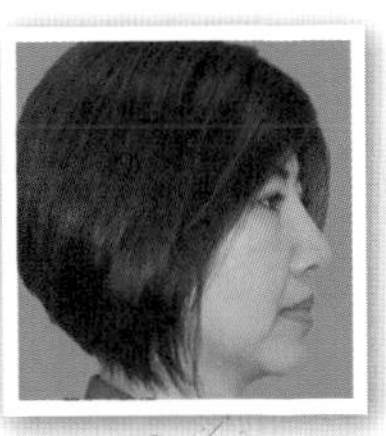
Before

After

工鼻骨提高鼻樑的高度，有時無法完全滿足鼻形修整效果。就需要搭配自體軟骨，調整鼻尖與修整鼻翼鼻形。最大的優點就是，可以徹底針對個人需求，量身訂做。但手術較為複雜，時間較長，價格也較高。

縮鼻翼

明明是一張漂亮的臉蛋，有雙大眼睛和白裡透紅的雙頰，卻因為蒜頭鼻而不敢照相嗎？若有這樣的困擾，透過隆鼻也許還無法完全擺脫「蒜頭鼻」，因為擁有高挺的鼻子，但是鼻翼卻太寬、太圓、不對稱，或呈喇叭型，都不能算是好看完美的鼻型，這時候如果加上修鼻翼或修鼻尖手術，就能雕塑出高挺秀氣的鼻型。鼻部整形除了強調鼻樑、鼻頭及鼻中柱的比例輪廓之外，鼻翼的調整和鼻尖的比例也是美感鼻型的決定因素之一。

案例 *10* × 45 歲・LISA

我是 LISA 45 歲，導遊，鼻子扁平一直是我的痛處，拉完皮之後覺得鼻子更不立體了，因為東京風采有最新的 3D VECTRA，詢問張醫生隆鼻的手術，張醫生就建議我可以先模擬一下，結果模擬完後，我更心動了，原來隆完鼻後的我是這麼美，整個人的五官完全變得立體了，看起更年輕也更有活力。

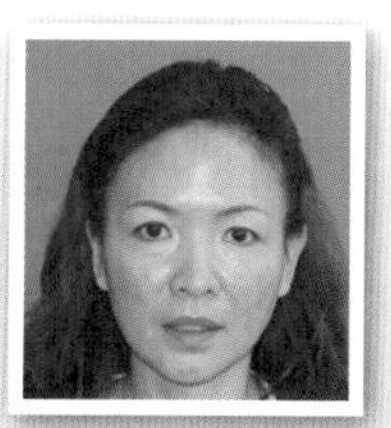

Before

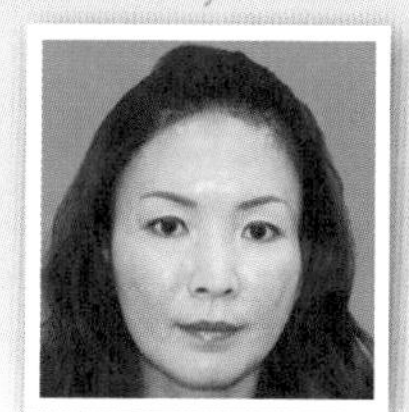

After

術後護理

1.需貼美容貼紙固定鼻子三天，膠紙要保持清潔與乾燥，所以要注意不可用水洗臉。

2.隆鼻後一星期內要特別注意鼻模的位置，每天早晚對著鏡子將鼻模擺在正中線。

3.避免抽煙、二手菸，也不要待在空氣品質不良的環境中，必要時可以戴上口罩。

4.如果感冒、鼻子過敏、流鼻水等狀況，為了避免細菌滋生，影響癒合，要馬上回診檢查。

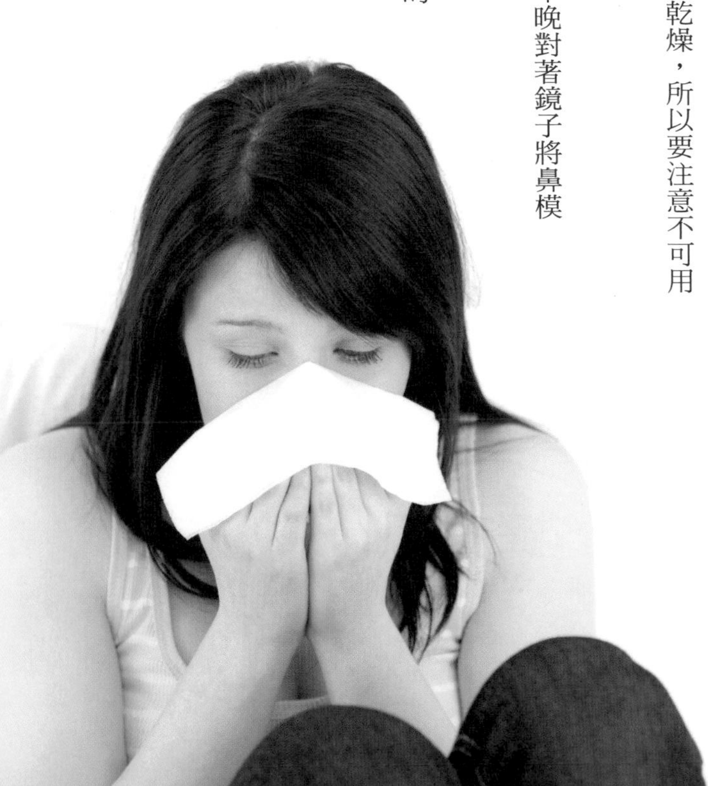

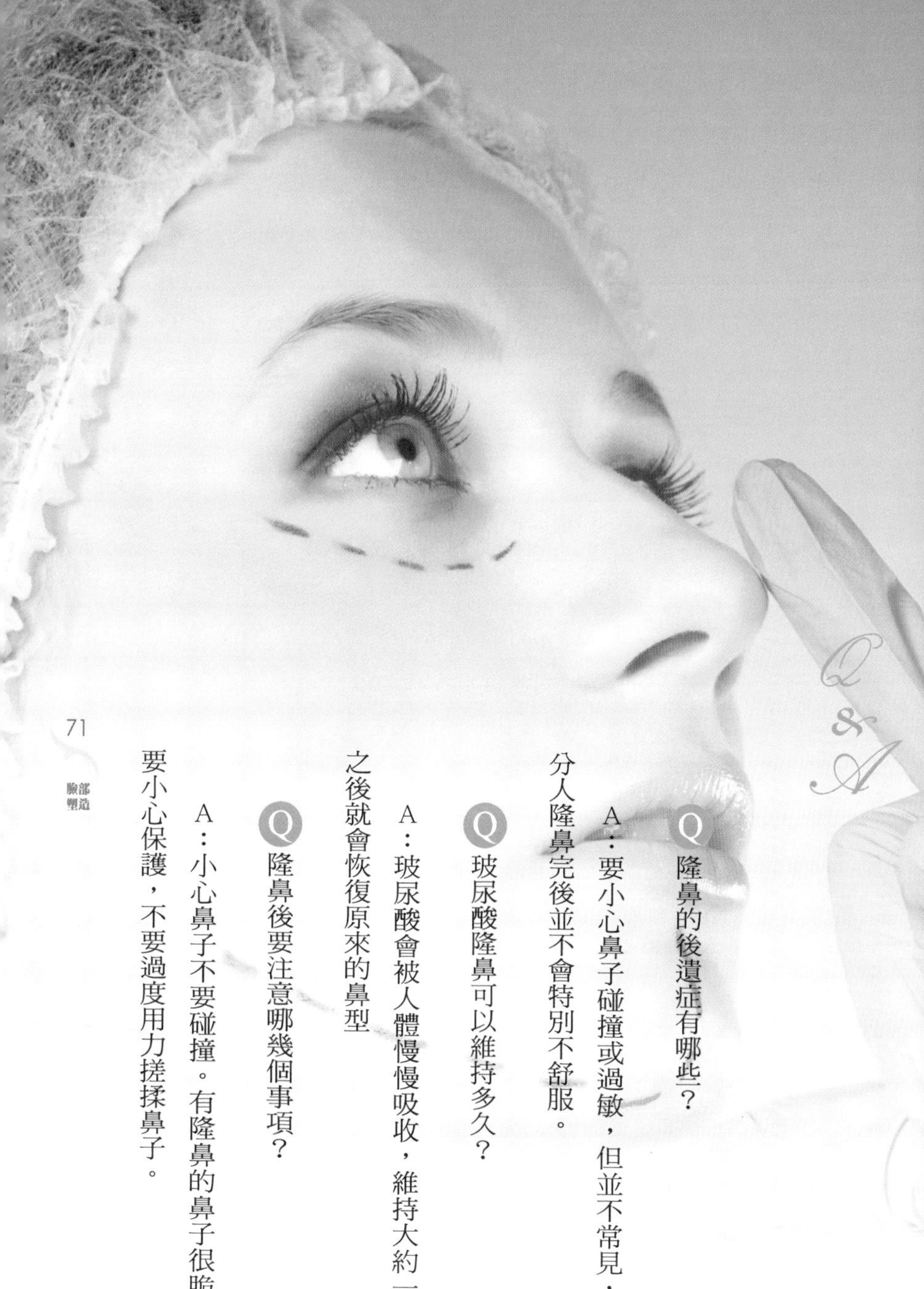

Q 隆鼻的後遺症有哪些？

A：要小心鼻子碰撞或過敏，但並不常見，大部分人隆鼻完後並不會特別不舒服。

Q 玻尿酸隆鼻可以維持多久？

A：玻尿酸會被人體慢慢吸收，維持大約一年，之後就會恢復原來的鼻型

Q 隆鼻後要注意哪幾個事項？

A：小心鼻子不要碰撞。有隆鼻的鼻子很脆弱，要小心保護，不要過度用力搓揉鼻子。

1-4 下巴也要S型

下巴佔臉部的黃金比例約三方之一，在東方人而言，臉部的好感度有三個重要位置：眼睛、鼻子、下巴。

以下巴手術來說，「型」和「角度」是最主要的調整重點，如何有一個完美的下巴，有時在結構上做點微調，就能有畫龍點睛的效果。張大力醫師表示，在了解自己的需求並與專業醫師溝通後，即可經由手術完成自己理想的鼻型，利用微整形修飾臉部和下巴，可讓臉頰呈現漂亮的S型曲線，令微笑時的甜美加倍。

張醫師還分析：「並不是只有下巴短的人才需要墊下巴。有些人臉頰比例寬，或整體比例不足一比一比一，

案例 11 × 23 歲・小禎

我是 23 歲的小禎，因為從事服務業，常常要面對人群，外表討不討喜對我來說非常重要，雖然不胖，但就是臉型不太好看。很羨慕同事臉型比例很好看，不僅客人對她和顏悅色，追求者也是不少。私底下詢問，才知道她有去做下巴整形手術，竟然完全看不出來！經由介紹，我來到張大力醫師的診所，決定也來動個下巴，簡單又不影響生活。手術後我的臉形線條變得柔美許多，大家都說我笑起來很漂亮！

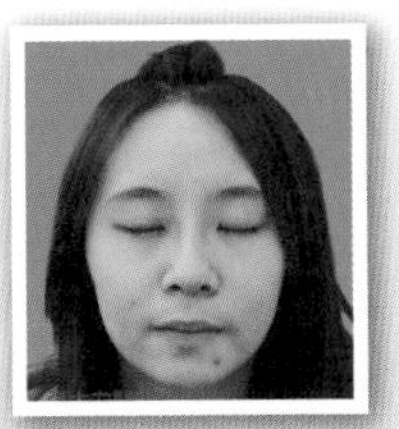

Before

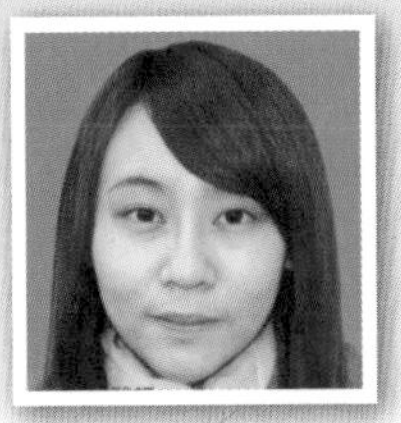

After

利用下巴手術調整臉部比例，能讓臉型更立體。」而目前下巴手術，經衛生署核准的常用植入材料，有三種：

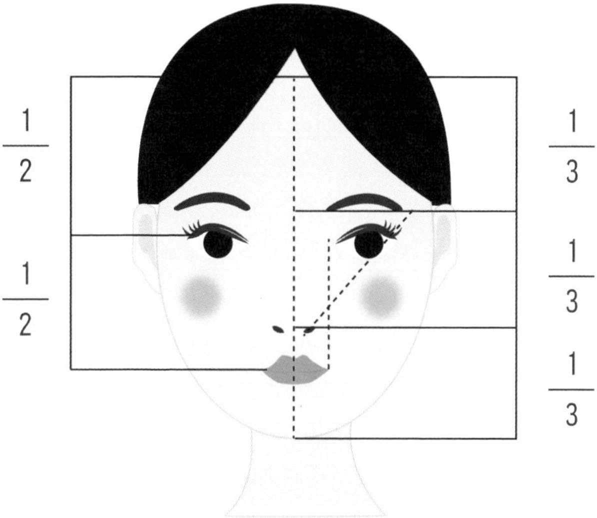

下巴手術常用植入材料

材料與特性	特性
矽膠軟骨	人工骨材 Medpor，手術簡單，但形狀較制式化，並非每個人都適合。
GORETEX	可照需要形狀、大小與厚薄雕塑，但手術時間較長
人工骨材	可使下頷曲線自然順暢，感染率低，與身體可相容，但須以骨釘固定，此骨釘為永久植入不須取出

流行下巴手術

植入人工下巴矽膠軟骨

「這種手術切口非常隱密，看不出疤痕，只要術後護理做好，外表幾乎看不出來。」張醫師介紹，部分下巴短，希望面部立體的人在做下巴整形時，選擇人工下巴矽膠軟骨手術，將合適的人工下巴，放置在下頷骨骨膜的前下方，約一小時，傷口會隱藏在下頦隱密處，且外觀看不出來。術後要從外面用膠布壓迫固定一週左右，以免植入的矽膠移位，日後也要避免撞擊到下巴。

人工骨材

「如果嚴重一點，可以明顯的看出下巴左右不對稱，就需要用到人工骨材，做完之後不怕位移，可以自由活動。」對過於突出的戽斗下巴，亦可用手術改善，須大幅度的把下巴加長。人工骨植入物的形狀是依人體工學設計，長度從兩側下頷骨延伸到下巴，可以更服貼地修飾下巴骨，做出美麗的下巴形狀。

注射式微整

對於心裡害怕施行手術的人，可考慮透過注射玻尿酸或微晶瓷，來雕塑下巴。玻尿酸的質地較軟，可塑造出較寬的型；微晶瓷質地較硬，雕塑出的下巴較尖。但無論是哪種方式，都有時效性，且增加的幅度有限。受術者可和醫師依自己的期待和條件做溝通評估，選擇合適的方式施作。

案例 12 × AMANDA

我是 AMANDA，美麗快樂自信是我人生座右銘，我喜歡五官的立體感，畫起淡妝，東方人的面孔就鮮活起來了！

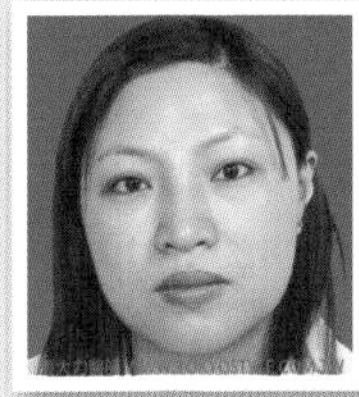

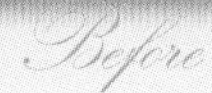

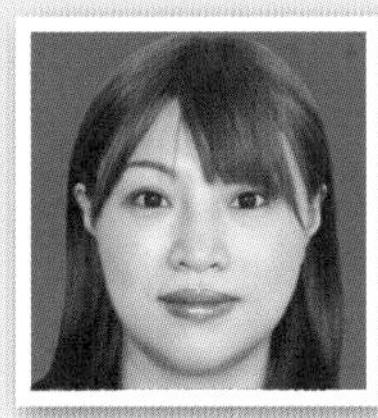

After

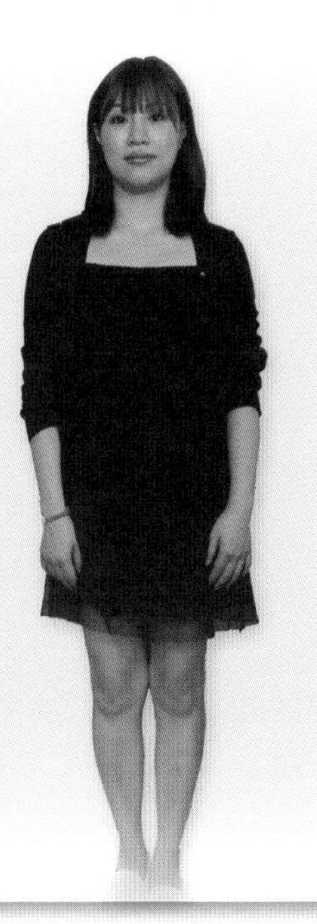

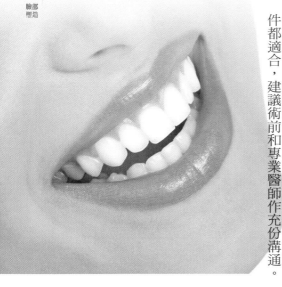

自體脂肪移植

使用自體脂肪墊下巴，每次填入量不必太大，就會有一定的效果，但植入自體脂肪後，約有三至四成可能會被吸收掉，且並非每種臉型條件都適合，建議術前和專業醫師作充份溝通。

術後護理

1. 墊下巴手術後的照顧很簡單，只要第一天不要吃太刺激或太酸的食物或飲料就好。
2. 當天會先貼上膚色紙膠，為了降低腫脹，前三天必須冰敷，第四天改成濕熱敷。
3. 注意口腔清潔，吃完東西一定要漱口。建議用電動牙刷刷牙，以免牙刷碰到手術的切口。

Q&A

Q 墊下巴手術傷口會不會很明顯？對生活會有影響嗎？

A：一般來說，下巴整形，外表不會有任何傷口，是看不出來的，術後會貼上膚色止腫膠帶固定，不會影響行動或說話，只有手術後的幾天會有點瘀青或腫脹，但只要三天內勤於冰敷，就可減輕。

Q 墊下巴後，會不會出現一條讓人看得出來的線？

A：無論是哪種植入物，如果不符合個人臉型，都可能被看出來。尤其笑起來或是張大嘴巴時會更加明顯。因此要選擇適合的材質，還要細心修整，以符合個人臉型。

1-5 自體脂肪全臉回春運用

臉部的外貌，無論是雙頰凹陷或是眼窩深陷，看起來不僅沒精神，缺乏美觀，也會讓人覺得苦命之感，不論是希望透過飲食調整或微整形的選擇，有時候偏偏會胖在不該胖的地方，這種該胖的不胖，該瘦的不瘦之感慨，是許多人的心聲。

因此，張大力醫師表示，對於某些人來說（例如：長期內分泌失調者、高壓族群、定期服用特定性藥物者），選擇自體脂肪移植，來填補臉部凹陷處或其他基質流失的部位，比起單一微整形的選擇，在經濟實質的考慮下，有時更可以達到客戶的需求和期待。

張大力醫師手術特色

1. 日式診療服務流程：東京風采院長張大力醫師注重日式醫療的專業流程，從一開始完整的溝通及強調國際醫療品質的同時，全程採用高標準的消毒標準，給予人們最專業先進的醫療環境。

2. 3D脂肪定位分析：自體脂肪美塑療法，事實上是複合「抽脂」加「美塑」二合一的過程，在抽脂的專業性，東京風采提供3D脂肪定位分析，針對抽脂部位做3D影像圖的評估，令每個人均可依其部位量身打造與深度諮詢。

3.無痛美容局部麻醉：依據每個人臉型的獨特性、膚質彈力度、期望值和臉部整體比例評估，全程無痛美容麻醉，提供受術者安全舒適的醫療環境。

4.安全安心品質：日式診療服務流程，提供人們完整安心的受付制度。

5.完整專業護理：全套專業護理流程，線上定時追蹤管理，且定時安排回診，給予專業護理。

術前叮嚀

手術方式

將自己身體某些部位的脂肪取出，再將脂肪注射至欲填補的部位，通常都從腹部或臀部取出，因為該部位的脂肪面積較多，且活性也較高。

自體脂肪會被吸收嗎？

自體脂肪注射填補，約二至三個月後漸趨穩定，即能看到實際效果，但依照脂肪抽取的部位，和注射填補的區域，因此活性也大不相同。一般而言，會有四到六成可能被人體吸收，剩下來未被吸收的，便會永久留存。

適用部位

可填補眼窩、太陽穴、夫妻宮、雙頰、淚溝、法令紋等。

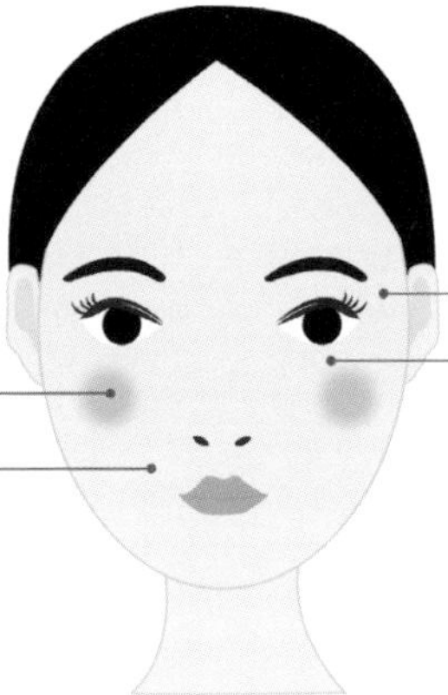

夫妻宮 太陽穴
補淚溝
填蘋果肌
法令紋

手術部位（種類）

想讓自己臉蛋線條與膚質看起來更年輕，可以利用自體脂肪注射填補技術。根據統計，三十歲的肌膚，玻尿酸含量只有嬰兒期的百分之六十五，到了六十歲只剩下百分之二十五，玻尿酸流失後的肌膚會使真皮層的含水量降低，漸漸失去以往的彈性與光澤，同時須面對陽光、汙染環境的傷害，肌膚自我修護力也大幅下降，進一步生成皺紋、黑斑等。

尤其是討人厭的淚溝，讓人看起來好像老了十來歲，也顯得沒有精神，利用自體脂肪填補淚溝，就能將凹陷處的地方填補起來，效果自然，更能修補細紋，使整體看起來精神飽滿、充滿朝氣。甚至還能修補法令紋、皺紋、豐鼻、豐唇、豐下巴、修飾臉型等，可以快速的達到修飾臉部線條的目的。

術後護理

1.補脂部位會輕微紅腫硬痛，但腫脹會持續減輕，約一週左右腫脹會消退。

2.施打部位勿用力揉搓，臉部傷口五至七天拆線，身體傷口七至十天拆線。

3.禁煙，酒，咖啡，辣，尼古丁會影響脂肪細胞存活。

4.一個月內不減肥並補充高蛋白、高營養的飲食。

5.抽脂部位一週後，可按摩幫助恢復柔軟。

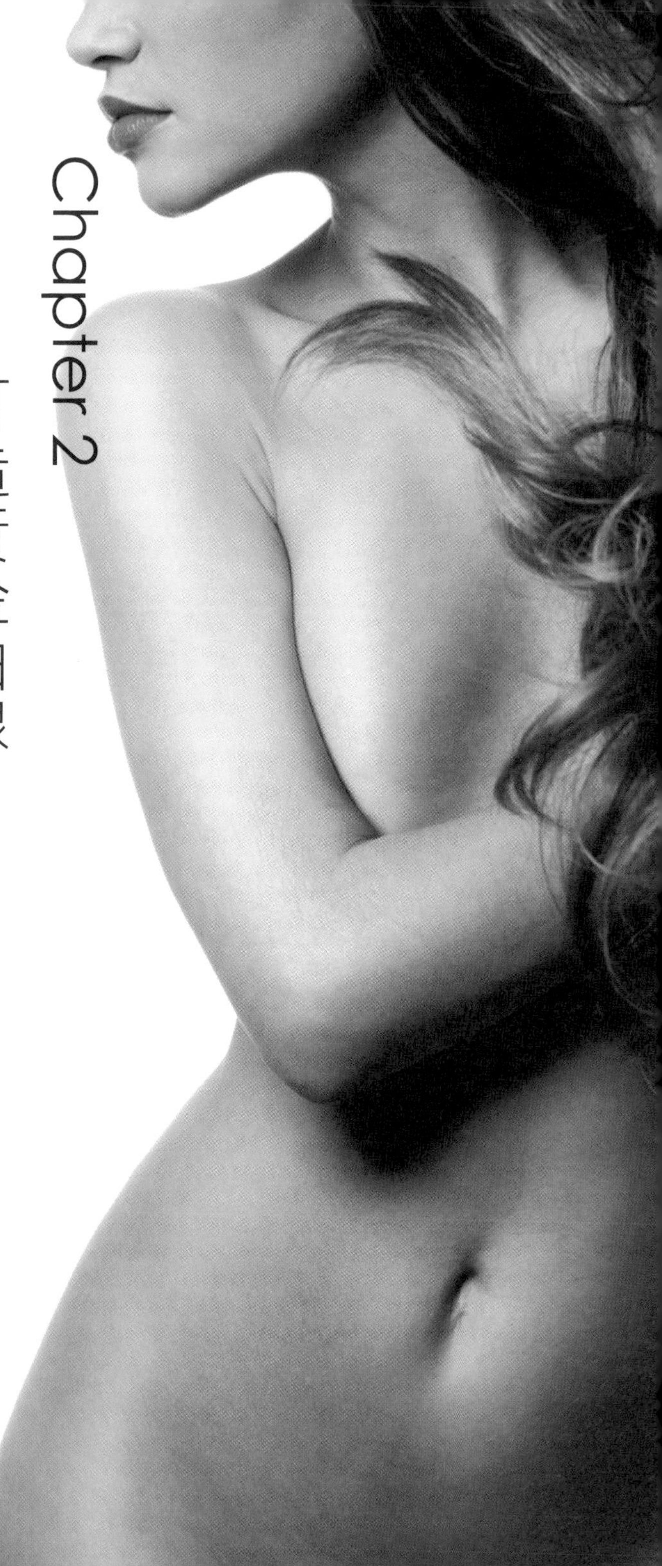

Chapter 2

身體雕塑

打造黃金曲線

2-1 日本安全防護網隆乳

「想要去做胸部整形的朋友，一定要慎選專業診所，若是選擇了專業度不佳的診所，不僅無法給你美麗的身材，甚至會賠上健康。」張大力醫師憑著多年在整形美容領域的經驗，提醒愛美的女士，術前一定要勤蒐資訊，並打破以下固有迷思：

1.名醫≠技術專業的醫師

整形醫美診所林立，在眼花撩亂的招牌當中，如何挑選真正專業專科醫師顯得相當重要，民眾常在挑選所謂的醫師或「名醫」，而忽略該醫師是否為專科醫師，以及技術經驗是否純熟，真正的專業醫師應注重醫療技術的日新月異，這點可從醫師有沒有每年定期參加國內外醫學演講、研修會等學術專題討論。

建議選擇注重醫療和專業的專科醫師，且不只是一般性的商業型診所，才不會因誇大的行銷宣傳手法而上當受騙，切勿因小失大。

2.奢華的裝潢≠專業的醫療設備

成功穩定的隆乳手術，除了需要術前專業檢測評估條件、術後完整追蹤護理，以及術中的無菌消毒觀

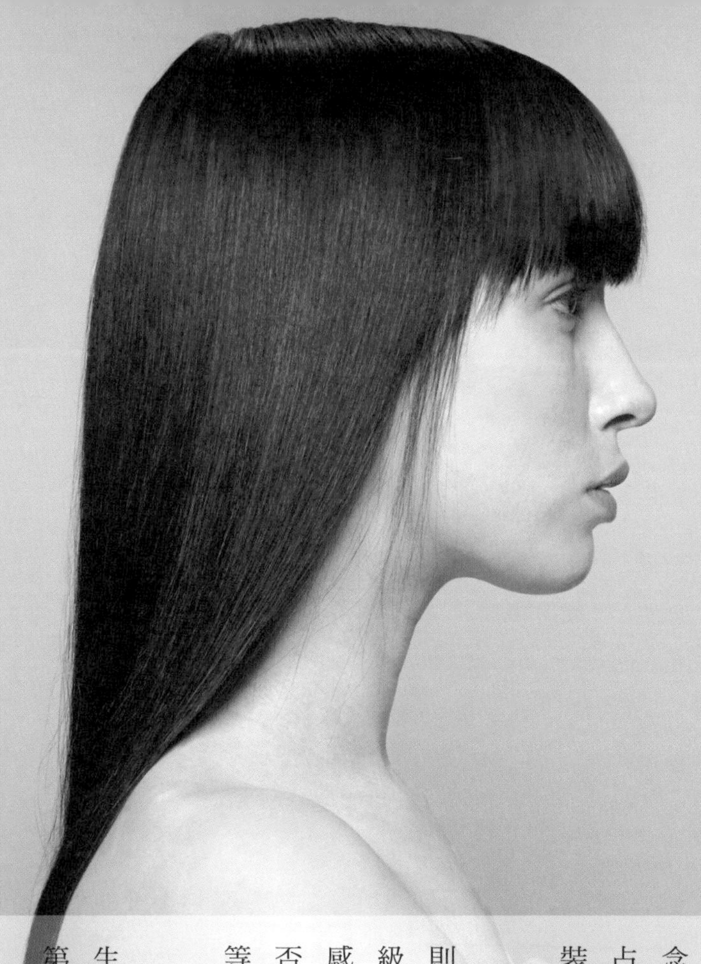

念、內視鏡技術，和國際化的醫療設備也占了很重要的比例，不能單單僅靠奢華的裝潢和新舊判定專業。

所謂專業醫療和低汙染的管理原則，應比照日本的高規格醫療，以一、二級、三級分層把關，才能有效降低多層次感染。無論在手術隱私、和環境乾淨、是否採用公司原廠材料、搭配專業儀器檢測等，都是一個專業診所應注意的部分。

因此，行動之前必定先慎選專業醫生、專業醫療環境，才是邁進完美整形的第一步。

2-2 認識美麗的乳房

「現在的社會，美麗就是競爭力，許多成功快樂的女性，都是能創造屬於自己的自信與美麗。」張大力醫師的真心分享。

根據調查發現，過去女人整形胸部的原因，往往是為了男人；但現在是女性自我意識抬頭的年代，乳房是女性的象徵，越來越多女人追求完美胸形的動機，是為了能展現身體的美麗與自信。

只要是關於胸部形狀大小的議題，幾乎都會吸引所有女性的關心，而女人的一生從青春期開始到懷孕生產後，身材難免會因內分泌的變化而造成乳房發育不全（遲緩）、乳腺萎縮或乳房下垂等徵狀，但在追求胸部變大變飽滿的過程中，安全為第一要務，建議找尋專業醫師操作手術，才是兼顧美麗與健康的最好辦法。

以下讓我們先深入認識美麗的乳房，從心理評估、乳型分析圖、胸型分析圖、專業評估來得知自己的類屬。

心理評估

1. 自我了解

與專業醫師討論，深入了解適合自己體型和身體特性的乳房，選擇適合自己的形狀、大小，了解並非每種好看的胸型都適合自己。

2. 滿足自己的心理需要

美麗就是競爭力，接受手術的個人動機是決定過程中重要的考量之一，早變美麗早享受，了解自己對於美麗的評估和需要。

3. 實際的期待

最重要的是對手術要有實際的期待，首先必須了解女人的胸部一生的變化，什麼是最適合自己的，在預期效果與乳房組織許可的安全範圍之間取得平衡。

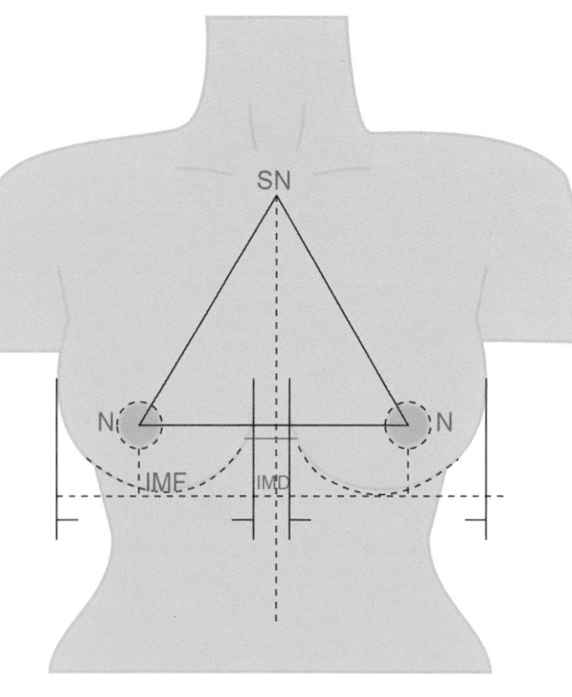

乳房成型前的乳型分析

乳型分析圖

乳型示意圖

扁平型

萎縮下垂型

外擴型

管狀型

胸骨分析圖

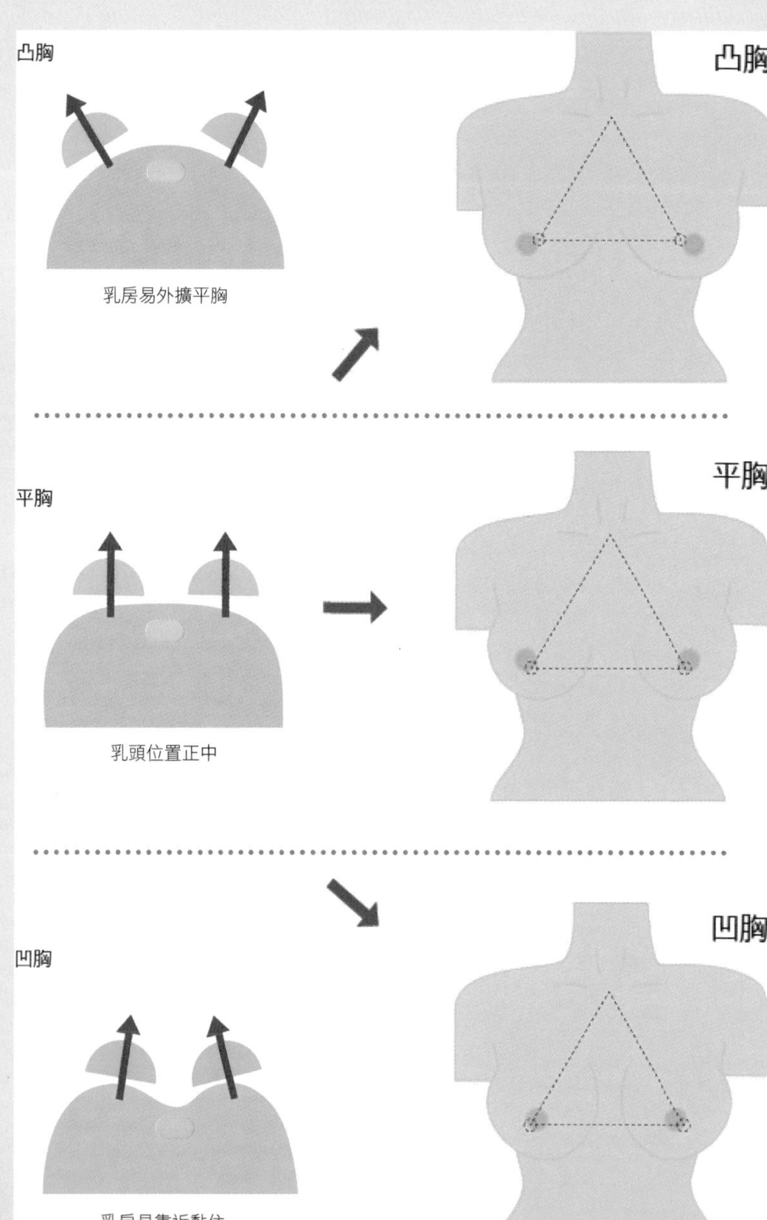

凸胸
凸胸
乳房易外擴平胸
平胸
平胸
乳頭位置正中
凹胸
凹胸
乳房易靠近黏住

個人條件整體評估

1. 3D 胸部影像檢測

現代化美麗乳型的選擇，能根據受術者的 3D 胸部影像檢測結果，規劃合適的乳型。傳統的隆乳手術方式，除了術後出血的可能性較高之外，內在剝離層次的不均，可能造成雙層奶的問題、乳型外緣不順、有皺褶袋緣感，或是下方空間剝離不夠，而造成上方較凸的不自然胸型等問題，若運用 3D 胸部影像檢測，可事先避免這些情況產生。

2. 模擬大小試穿

透過模擬大小試穿器，選擇合適身形的尺寸並感覺重量。

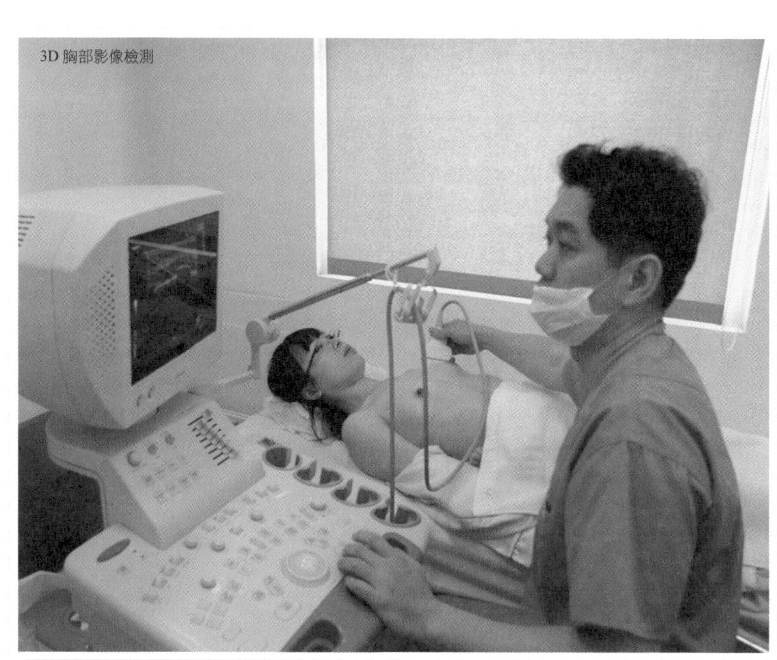
3D 胸部影像檢測

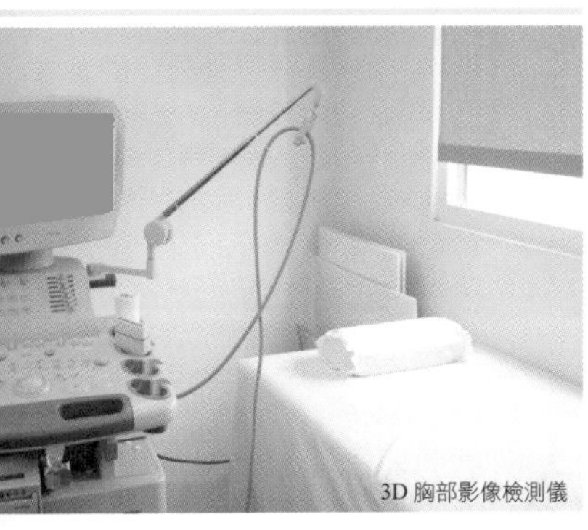
3D 胸部影像檢測儀

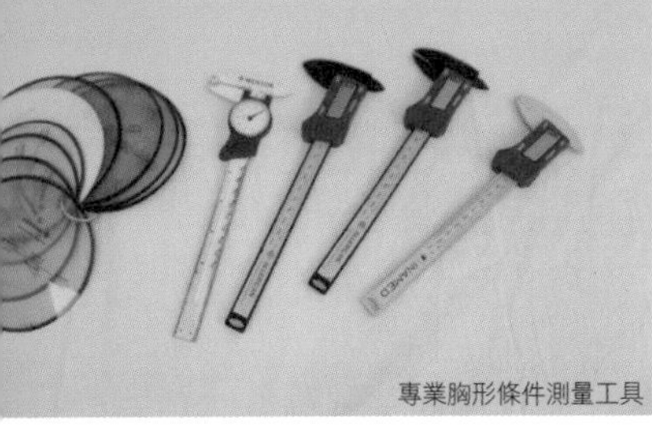
專業胸形條件測量工具

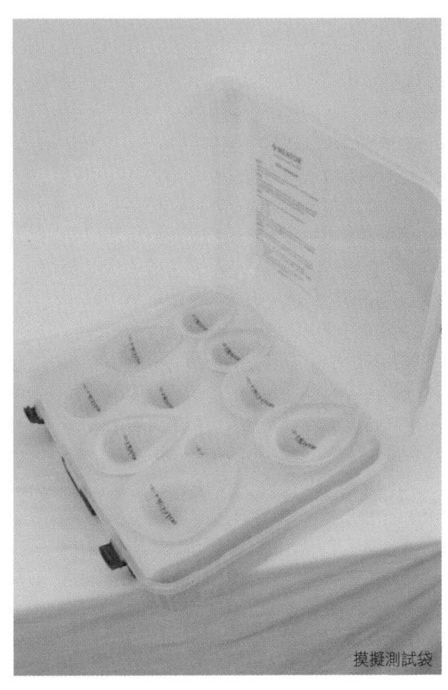
摸擬測試袋

3. 3D 立體模擬科技

引進美國 3D 立體雲端科技，能模擬不同規格的乳袋術後結果，將接近真實的術後結果立即呈現，帶給施作者最真實的立體感。

3D 模擬系統雲端科技

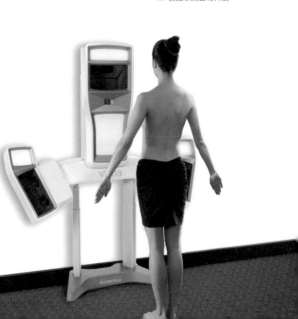

專業評估

由於每個人條件不同，張大力醫師提醒，術前需完整與醫師溝通，可以透過 3D 胸部影像檢測，了解乳腺分布、胸廓大小、肌肉厚度和覆蓋力等，複合模擬大小試穿器、3D 雲端立體模擬系統，了解對胸型和大小的期待規劃，由專業醫師作綜合性評估建議，選擇最適合自己的手術方式，美麗與安全兼具。

現代化美麗乳型的選擇，能根據受術者的 3D 胸部影像檢測結果，規劃合適的乳型。傳統的隆乳手術方式，除了術後出血的可能性較高之外，內在剝離層次的不均，可能造成雙層奶的問題、乳型外緣不順、有皺褶袋緣感，或是下方空間剝離不夠，而造成上方較凸的不自然胸型等問題。

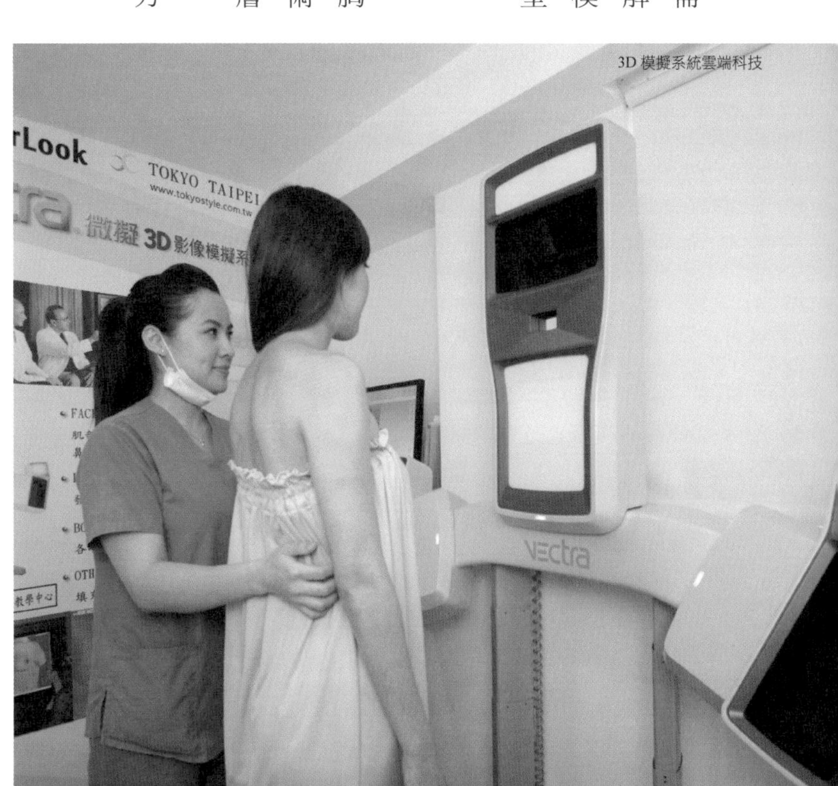

3D 模擬系統雲端科技

為了解決及降低不自然乳型的產生，張大力醫師運用提3D胸部影像圖檢查、模擬大小試穿器與3D立體模擬系統，配合全程內視鏡手術提供受術者美麗安全的進化。

最主要是藉由術前全方位檢查及專業了解受術者的獨特性及需求（適不適合做隆乳手術：少數畸胸或良性腫瘤受術者需配合其他治療）才予以量身調整，在各方面的整體評估下來達到手術與美麗的同步進化。

根據調查發現女人比男人更在意自己的胸型，為了能展現美麗與自信，女性花了很多時間追求完美的胸型比例，而女人的一生從青春期開始到懷孕生產後，身材難免因內分泌的變化，而造成乳房發育不全、乳腺萎縮或乳房下垂，但在追求胸部變大變飽滿的過程中，安全為第一要務，建議找尋專業醫師操作手術，才是兼顧美麗與健康的最好辦法。

3D 安全隆乳 日本安全防護網

術前	3D 全方位檢測，從 3D 超音波檢測乳房組織健康狀態，3D 影像模擬系統精確分析胸型，依個人化體型和胸型來量身決定肌肉與筋膜層適當的比例，達到穩定的胸型。
術中	HD 1080p 最高畫質內視鏡提高視野，層次空間幾乎不流血。
術後	提供日本同步安全的醫療服務網，完善的術後追蹤檢查和終身健檢服務，讓美麗有保障。

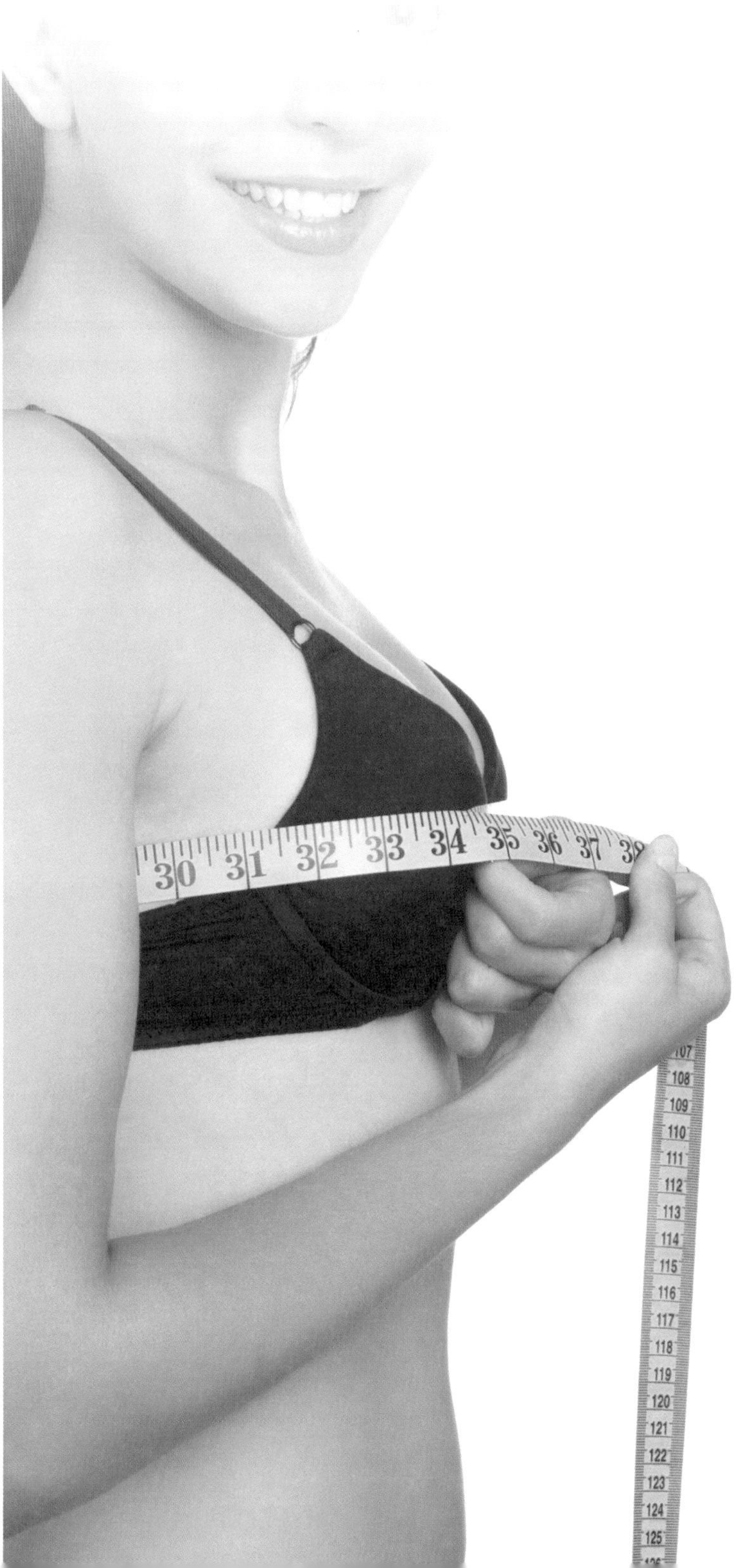

2-3 日式診療流程

隆乳手術與你

女性尋求乳房升級的原因有很多，你的理由或許很獨特，或許與其他人相似，或許希望擁有美感的比例或想回復到年輕時的姣好身材。張大力醫師表示，經過專業的術前問診，能提供受術者了解隆乳前的全面考量。

根據一份國外最新公佈的問卷調查顯示，其實女性比男性更在意胸部的大小，張大力醫師表示，女性所希望完美好看的胸部並非只是「碩大」而已，更需要一個真正適合自己身體的胸型以及美感比例，經由各方面的整體考量，才能算是一個完美的胸部。以下說明兩種隆如成因：

乳房發育不良的隆乳

因為遺傳、發育不良的緣故，而成為「太平公主」的女性不在少數，但若利用服用中藥、針灸或是按摩胸部，很難達到升級一至二個罩杯的效果，張大力醫師建議，現在由於醫療的進步，加上果凍矽膠已通過衛生署認證，只要選擇安全的隆乳手術方式及專業醫師操作，都能在兼顧美麗、健康與安全的前提下，快速達到豐胸的目的。

產後乳腺萎縮的胸型修飾

產後由於哺乳、乳腺萎縮等原因，讓女性的胸部就像消了氣的氣球，不僅外觀、觸感不佳，更影響到穿衣服時的美感，張醫師表示，透過隆乳手術，不僅能讓平胸擺脫太平公主的稱號，也能夠達到修飾胸部下垂、修飾胸型的目的。張大力醫師表示：「植入物有很多種尺寸，可以根據受術者的下垂狀態，和乳腺條件選擇適合修飾胸型的尺寸。」

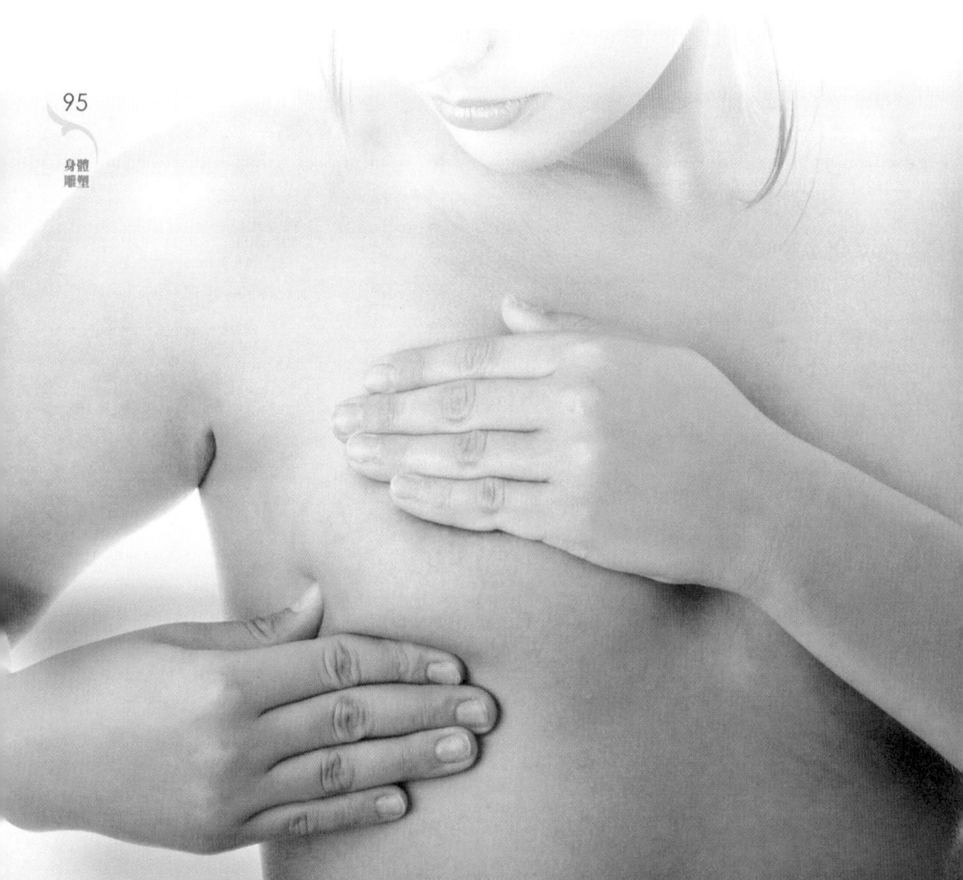

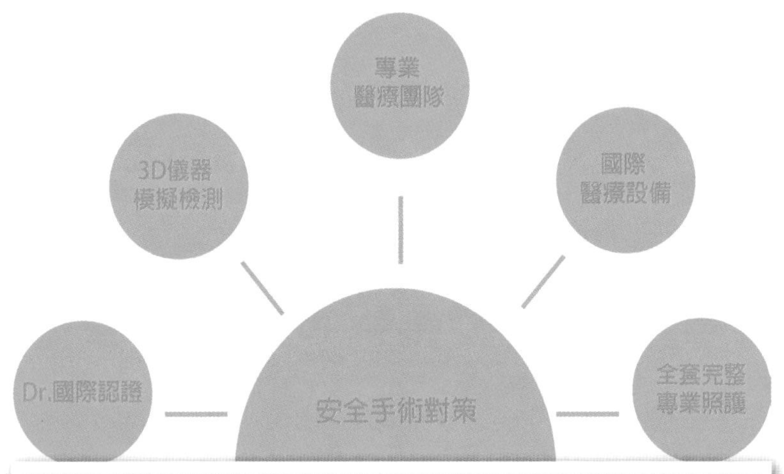

安心日式診療服務流程

1 安心受付制度

東京風采隆乳醫療品質，強調日本安全安心的終身受付制度，專業醫師團隊最主要提供依個人本身的獨特性來量身規劃：張大力醫師提供日本同步安全的醫療服務網，對每個人獨特的需求，給予不同形式的量身調整，在提供好的醫療品質之外，更提供完善的術後追蹤檢查服務；這是一種在日本所學習到的對人慎重的醫療態度，而不是用數字來評估好與壞。

手術並不是只有身體整形，在日本更是注重提供人們良善的整體服務。

2 術後全套服務

美胸健康管理手冊、定期追蹤照護系統，和術後按摩專業DVD 教學，以及二十四小時線上客服，國外線上 understand 衛教系統，以及完整術後護理計畫，能讓人們確實享受安心的美容醫療。

置放的層次（胸肌、筋膜、肌肉筋膜）

當通過了層層完善的檢測與模擬分析建議之後，就可以開始進行手術。

「每個客戶的狀況都不同，術前一定要徹底自己的需求與條件，量身規劃適合的方式。」張大力醫師表示，由於每個人的狀況不同，在術前用 3D 影像圖檢查，可以根據個人的胸型條件量身規畫。以乳袋放置位置來說，不同的層次有不同的結果，受術者應該專業醫師評估過後選擇適合自己的放置位置：

1

乳房結構

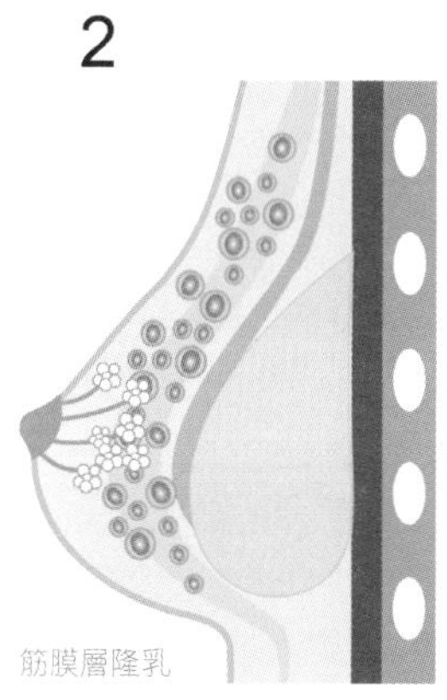

筋膜層隆乳

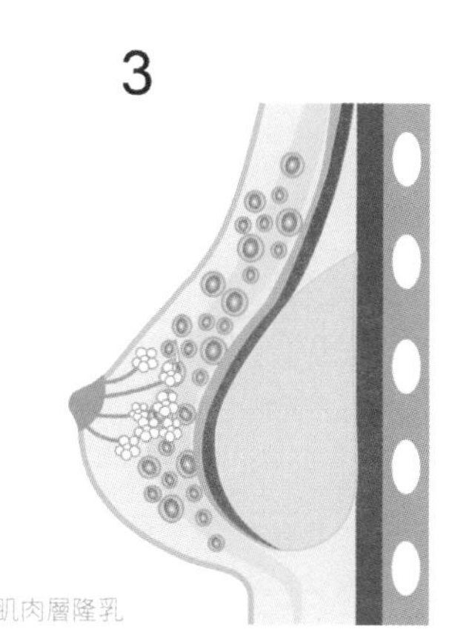

肌肉層隆乳

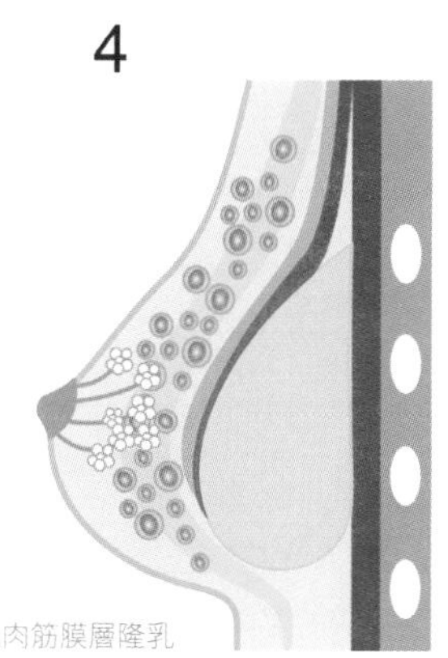

肌肉筋膜層隆乳

隆乳置放不同層次之優點

手術方式	肌肉筋膜層隆乳
優點	1. 上緣肌肉層包覆力佳，外型水滴自然。 2. 下緣較薄放置筋膜層，型柔軟自然成水滴狀。 3. 空間較好，穩定。 4. 覆蓋乳袋上的組織較多，觸感較好，也較不易從外觀上看出乳袋的形狀。 5. 與乳腺之間有胸大肌阻隔，較不易感染或影響乳癌判讀。 6. 胸大肌在上緣包覆力好以對抗地心引力 ，因此支撐力較佳，較不易發生位移下滑或下垂的情形。 5. 適合較瘦、減重中的女性或者是產後乳房萎縮的婦女。
備註	依個人化體型和胸型來量身決定肌肉與筋膜層適當的比例所呈現的飽滿胸型，所以大幅降低完全是胸大肌或完全筋膜下隆乳的缺點。

手術方式	完全胸大肌肉下隆乳
優點	1. 包覆力好，型自然 。 2. 循環佳，較穩定。
備註	1. 觸感較繃。 2. 肌肉厚者不適合。 3. 肌肉較硬者不適合。 如：運動員 4. 容易造成植入乳袋往上移。

手術方式	完全筋膜下隆乳
優點	1. 觸感較柔軟。 2. 較易擠出乳溝。
備註	1. 包覆力弱，乳型不自然，呈現球型。 2. 靠近乳腺，穩定性不佳，乳腺發炎會影響哺乳。 3. 平胸過瘦者較易摸到乳袋皺摺。 4. 乳袋放置時間久，會有往下掉的風險，造成雙層奶的出現。

手術切口（腋下、乳房下緣、乳暈、肚臍）

「放置乳袋的切口位置，有幾種不同的方式可以選擇，和層次的多種選擇一樣，不同的傷口也有不同的優缺點，受術者能根據不同的期待和條件做選擇。經驗豐富的張大力醫師，提醒愛美人士沒有哪一種手術結果，可以宣稱是「完美無痕」的，重點是選擇自己最能接受的方式，便是適合自己的。

一般來說，隆乳手術的切口位置有四種選擇：腋下、乳房下緣、乳暈、肚臍。張醫師主要依據客戶的條件來選擇適當的做法，而非一味的只選擇同一種方式。

腋下

腋下有許多摺痕，疤痕能順著摺痕而下，因此恢復之後難以分辨疤痕和摺痕的真偽，對於單身、不想將來被另一半發現，或是常泡溫泉的女性常選擇此法，但因為從腋下置入乳袋，距離乳房下緣較遠，若無使用內視鏡輔助或若非專科醫師操作，往往造成下緣空間剝離不順，因此技術性較高。

乳房下緣

乳房下緣放入袋子，由於未經過胸肌上方，因此比起從腋下放入的作法，肌肉的恢復力較快，大約三至四天，但在下緣的傷口明顯，需特別注意傷口護理、避免傷口感染問題。通常是較豐滿的胸形能在自然下垂時能遮蔽下緣的傷口，且位於下緣的疤痕也能避免過大的胸部下垂。

乳暈

乳暈切口的位置大約是乳暈下半緣，切開後向下順著乳線組織的表面分離，再進入乳腺後側或胸大肌後側分離出空腔，由於是乳腺和神經匯集之處，因此容易造成乳腺感染，有無法哺乳的問題，神經感覺也較遲鈍。

肚臍

切口在肚臍內的疤痕，優點是不易被查覺。但由於傷口過小，只適用水袋隆乳。

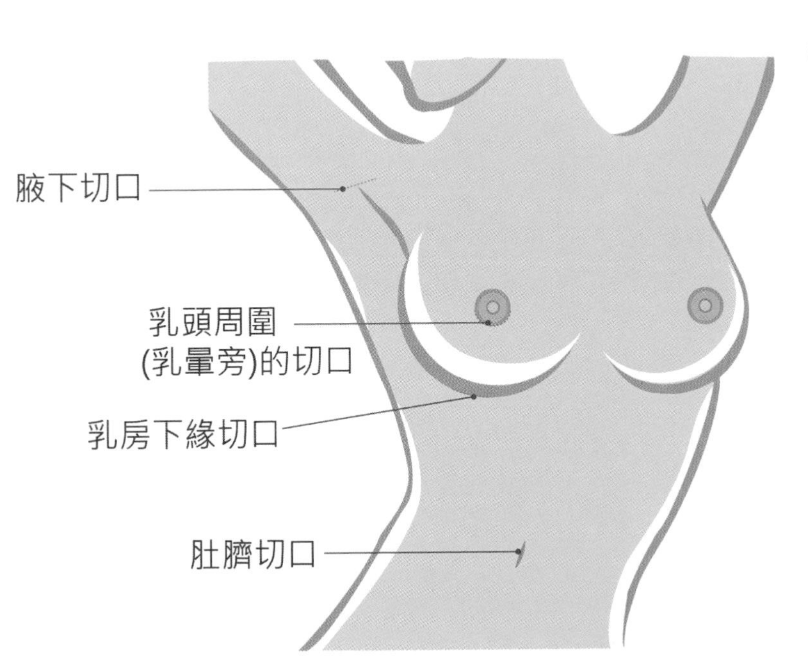

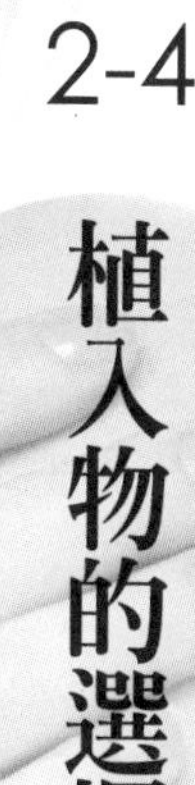

2-4 植入物的選擇

「目前市面上合法的填充物，從材質、尺寸規格有多種選擇，會設計這麼多種是為了因應受術者不同的體型、胸部條件和期待，受術者常有一種迷思，並沒有哪一種材質最好，而是應選擇最能符合自己條件和期待的填充物，才是最接近自己滿意度的隆乳手術。」

張大力醫師強調，要能選擇到適合自己的填充物，術前的專業了解評估就顯得相當重要了。

水袋

鹽水袋的組成物就是食鹽水，在過去果凍矽膠尚未合法前，大多使用鹽水袋，而放置鹽水袋的胸部外型就像是水滴，乳體觸感也相當柔軟，但有以下兩點較需特別注意。

案例 13 × 36 歲・小青

我是小青，今年 36 歲，是一個可愛孩子的母親。懷孕的時候因為脹奶，罩杯從原本的 C 升級為 D，非常豐滿！生下小孩之後，為了健康我堅持餵母乳，卻讓我的胸部好像消了氣的氣球，之前的漂亮衣服都因為胸部不再飽滿，穿起來鬆鬆垮垮；夫妻關係也因此變得疏遠。正在我沮喪的時候，朋友勸我到整形診所做隆乳手術，與張大力醫師仔細討論過後，由於我喜歡很翹又大的胸形，因此張大力醫師表示水袋的美感較符合我的期待，加上我本身的脂肪組織算是有厚度的，因此在觸感上摸到袋子皺褶邊緣的機率較低，綜合考量下，我選擇了水袋。手術完成不到一個月，我已經開始穿回之前低胸的衣服，越來越愛打扮自己，朋友都叫我辣媽呢！

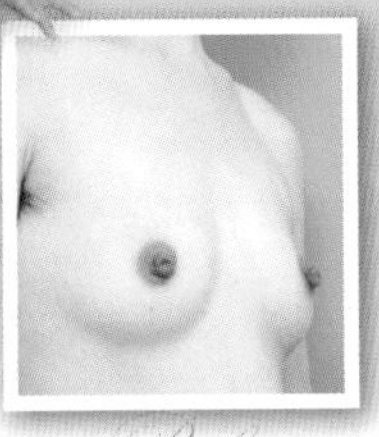

Before

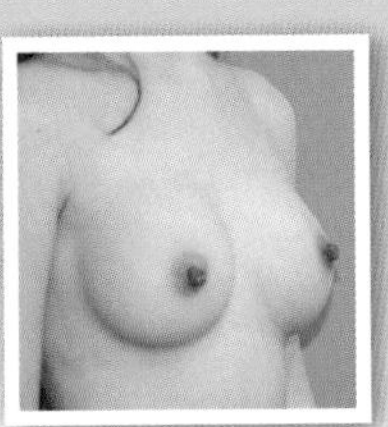

After

1. 易摸到袋緣皺褶：由於水袋邊緣有皺褶感，因此在觸感上常常一摸就能摸到袋子的邊緣，因此對於平胸、皮膚薄、沒有脂肪等覆蓋力差的受術者較不適合，對此在評估時應先告知並做審慎考量。

2. 破損率較高：相較於果凍矽膠材質，水袋因為有注水孔，並非一體成形，因此破損率較高，大約百分之十，經過長期使用或大力摩擦後，水袋會經由邊緣或注水孔開始磨損並滲漏，因此當摸到胸部開始縮小，便能察覺水袋破裂了，但是水對人體無害，因此安全上不需太過擔慮。

果凍矽膠

果凍矽膠有許多廠牌，目前使用都是台灣衛生署核准美國FDA認證的合法果凍矽膠，經過壓力性、延展性、勞力性和重力測試，可以承受三百多斤的重力，因此破損率相當低，除了重力，果凍矽膠怕尖銳的物品，因此提醒受術者不做針灸，但如果真的破損，不會像早期的矽膠會流出來，因此對人體的安全無慮，建議定期做胸部健康檢查即可。

張大力醫師說明：「胸部健康檢查不是為了做手術才檢查，而是為了自己的健康，建議每位女性都應每年定期養成做胸部健康檢查的習慣，只是有做隆乳手術的女性順便檢查果凍矽膠有無破損。」

果凍矽膠的觸感自然，接近肌肉的感覺帶有彈性，適合不想被

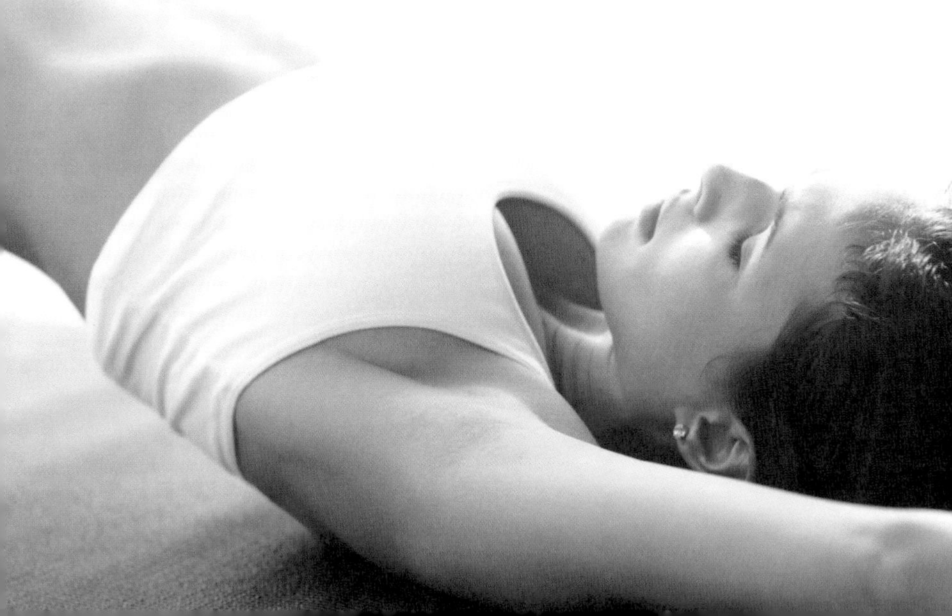

案例 14 × 25 歲・林小姐

我是二十五歲的上班族林小姐，也許是基因的關係，我身形比較瘦小、乾扁、胸部平坦，一副發育不良的樣子，很羨慕身旁的鄰居朋友前凸後翹，穿什麼衣服都好看。

長大出了社會，工作上難免遇到些挫折，但發現外表漂亮身材姣好的女同事總是比較吃香，我漸漸萌生出隆乳的想法，希望有天也能擁有曼妙身材與自信，省吃儉用好不容易有了些存款，便積極打聽有名的整形診所與隆乳方式，張大力醫師幫我做了 3D 胸部影像檢測之後，根據我的條件和期待，張大力醫師建議果凍矽膠其中兩種尺寸讓我挑選。

做完手術之後，看著鏡中的自己，美麗又有自信，朋友看到我也眼睛一亮，紛紛稱讚變漂亮了，還偷偷打聽是去那邊做的手術，和同學聚會再也不會自卑！

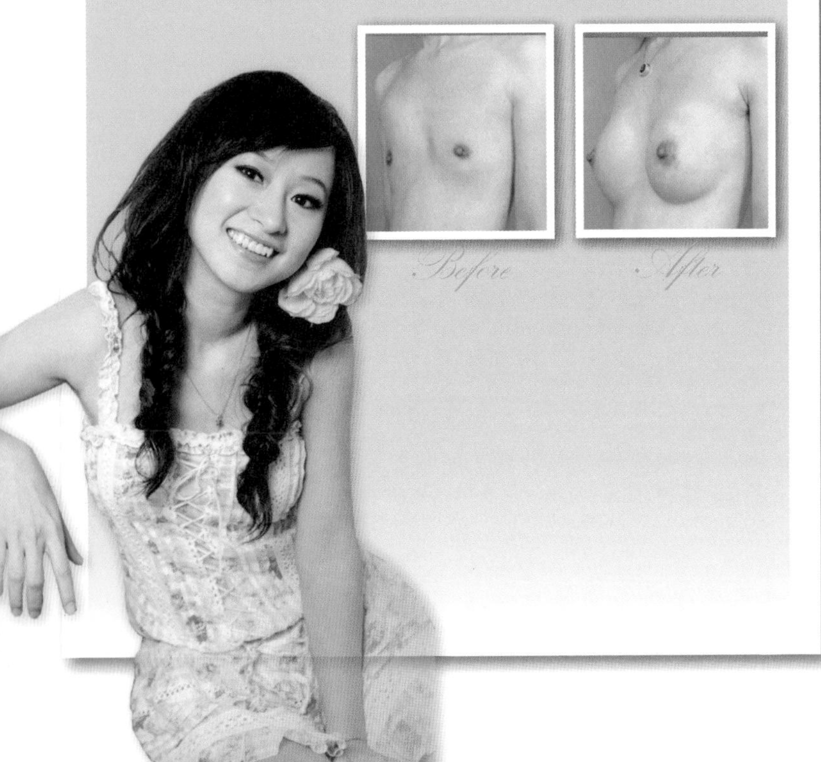

摸出來的女性，且為因應不同體型的女性的不同需求，矽膠袋的尺寸與袋形也有不同選擇，張大力醫師建議，關於尺寸的選擇可和專業醫師討論，選擇適合自己的果凍矽膠。

粗糙面和光滑面比較

無論是水袋或是果凍矽膠，都有分為粗糙面和光滑面：

粗糙面：袋子為粗糙面，其顆粒狀的材質在放入人體後會和人體做結合，因此不太會滑動，優點是不易變形、也不太需要按摩，但由於都不會滑動，所以術後胸部是偏硬的，通常國外女性選擇粗糙面較多，這是由於國外女性皮膚較鬆，又要求大且不在意觸感，因此放粗糙面能避免鬆弛下垂和變形，東方女性都希望能做到觸感自然，故選擇粗糙面較少。

光滑面：袋子為光滑面，觸感柔軟自然，不易辨真偽，初期可靠按摩維持柔軟，張大力醫師建議選擇專業醫師，評估合適自己的尺寸，配合專業技術操作，可避免術後按摩的辛苦。

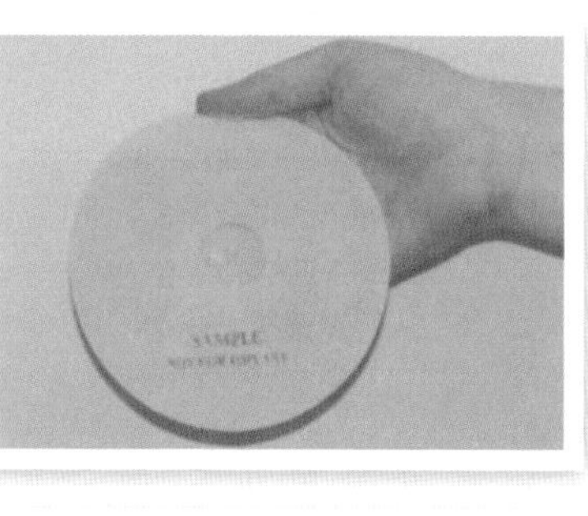

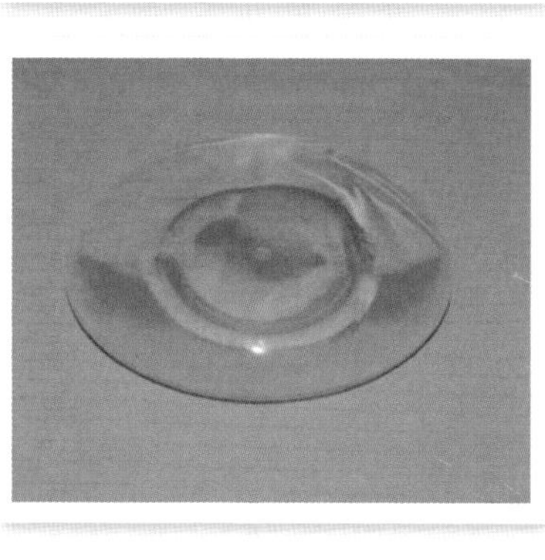

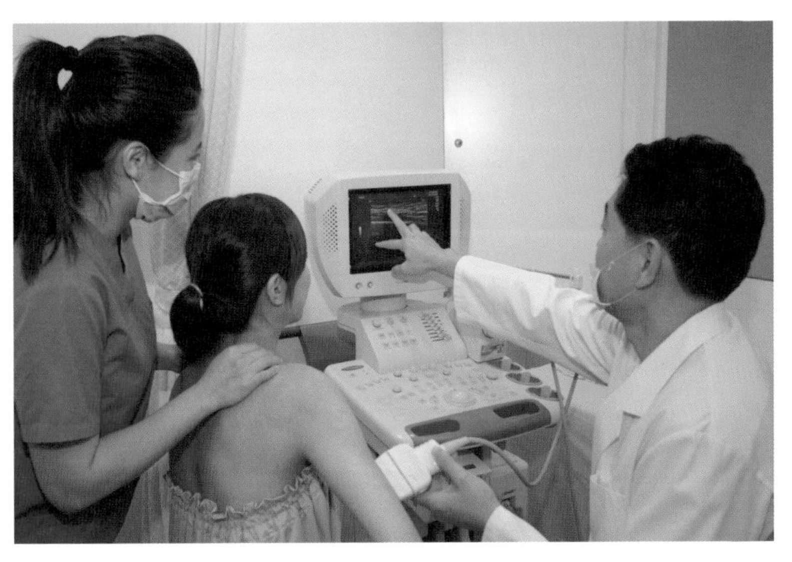

粗糙面和光滑面比較

材質	粗糙面	光滑面
特性	其表面為顆粒狀材質，放入人體後會和組織結合，因此不太會滑動。	袋子為光滑面，初期可靠輕鬆按摩維持柔軟。
優點	較硬而不易變形，因此不太需要按摩。	觸感柔軟自然，不易辨真偽。
備註	由於不會滑動，因此觸感是硬的。	需要按摩維持，建議選擇內視鏡技術，可剝離足夠空間讓按摩輕鬆且不痛，更避免不停的按摩。
適合	國外女性選擇粗糙面較多，是因為國外女性皮膚較鬆，又要求大且不在意觸感的緣故。	東方女性都希望能做到觸感自然，故選擇粗糙面較少。

2-5 其他豐胸方式的選擇

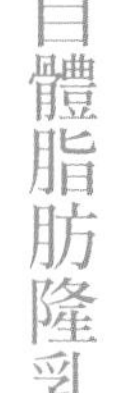

自體脂肪隆乳

張醫師分析：「並非自己的脂肪就是好的，不正確的施打方式和評估反而易造成風險，受術者應事先和專業醫師做討論，首先要了解自身的條件，再做正確的手術評估。」

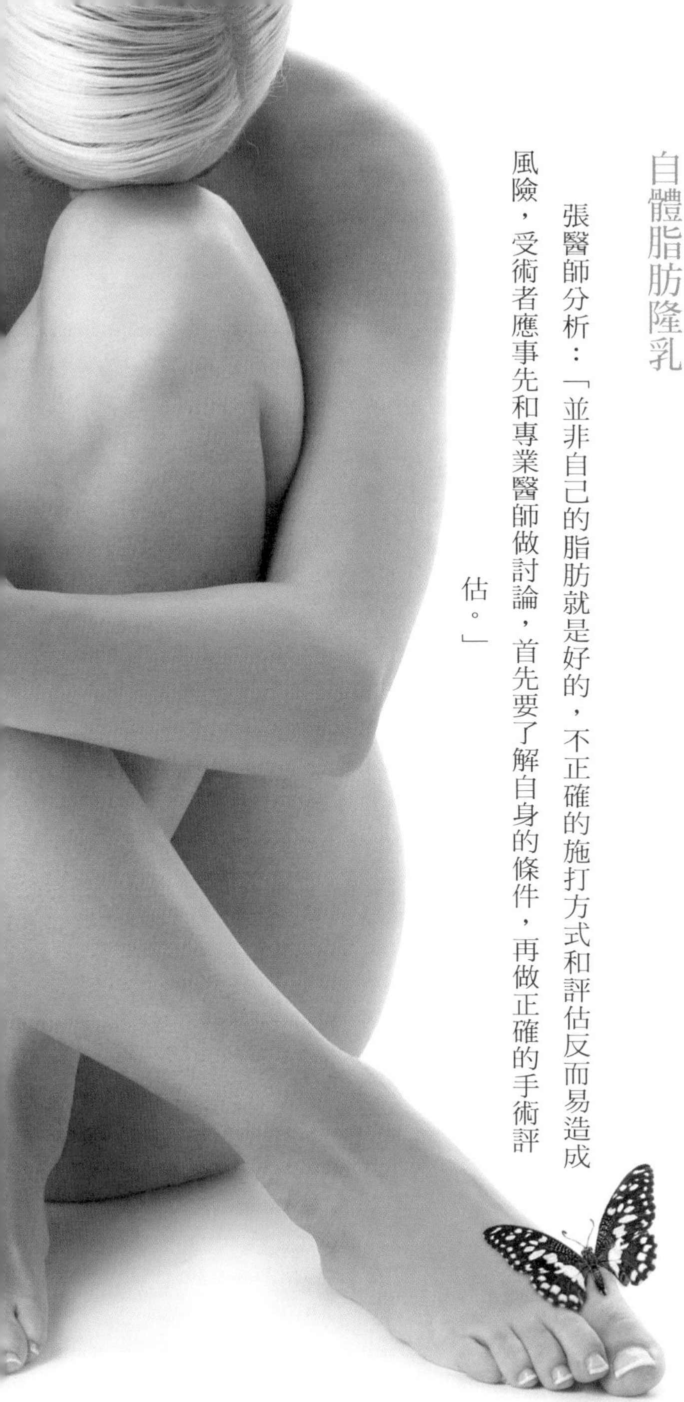

隨著偶像藝人帶動和坊間許多的行銷宣傳，自體脂肪隆乳讓許多人趨之若鶩，但在這股風潮中，卻屢屢出現因自體脂肪隆乳造成乳房硬塊或乳房潰爛的失敗案例，相關風險不可不重視。

自體脂肪抽取豐胸的技術始自一九八〇年，但脂肪存活率和脂肪壞死形成的腫塊等問題一直存在，讓自體脂肪豐胸的安全有待長時間的觀察。近期國外研究幹細胞移植技術，希望提高存活率，但國外是研究幹細胞的趨勢與運用，而非自體脂肪隆乳，是截然不同的技術！

自體脂肪隆乳建議使用在乳癌手術後的重建、天乳房畸形、放射線治療造成的攣縮或乳袋隆乳後的莢膜攣縮等，國內各大醫學中心主任都提出建議，自體脂肪隆乳最好用於乳房重建修補，而非單純的造波豐胸。

想瘦身兼豐胸的女性，在嘗試自體脂肪隆乳時，一定要注意以下重點：

國內自體脂肪技術≠國外幹細胞移植技術

網路搜尋資料都一面倒地強調：「腰、腹、臀、大腿的脂肪不浪費，抽脂塑身還可以豐胸」，卻未告知相關風險性，需特別注意脂肪液化壞死、血管栓塞等，都是引發醫病糾紛的主因。

在若干年前，早已有因為注射自體脂肪後，產生脂肪鈣化、潰爛，最後慘遭割除乳房的失敗案例，國外如美國歐洲國家及大陸、韓國、日本等先進國家，都是以做乳袋手術為主，因傳統的自體脂肪隆乳，由於會有相對安全性及吸收不佳，易產生硬塊或囊腫

隆乳手術和自體脂肪隆乳比較表

比一比	隆乳 HD1080P 高畫質內視鏡技術	自體脂肪隆乳 ≠國外幹細胞技術
術前	1.3D 專業影像檢測評估條件→無料 東京風采提供 2.3D Vectra 立體模擬科技訂做完美胸型→無料 東京風采提供	1. 施打前需做 MRI 檢測→花費高 2. 施打後 2 個月內 MRI 追蹤一次，之後 3 到 6 個月定期 MRI 續追蹤→花費高
術中	1. 視野加大加深，清楚定位層次 2. 有效降低莢膜及硬奶風險值 3. 不需不停的按摩	1. 每次施打 100cc 以內，需重複施打風險值亦增加 2. 無法預估存活率，自體 2 至 4 成，幹細胞 4 至 8 成 3. 抽脂＋豐胸為兩種技術、時間和風險倍增
術後／風險評估	1. 外觀變化明顯，乳型美 2. 若不滿意可取出，安全無害	1. 無法增加一個罩杯，型不美 2. 脂肪壞死及爆漿 3. 平胸者、纖維囊腫或乳癌病史不適合 4. 長期影響乳癌偵測且恐引發本身癌細胞擴散 5. 若有鈣化潰爛無法取出，需切除病灶乳房組織

等，無法取出的問題。醫界指出，專業醫師須主動告知人們，手術本身具有的風險性及相關的適應症。

根據國外研究，在乳癌切除受術者重建的運用下，因為有疤痕和各項干擾因素，才發展出幹細胞的移植，國外是研究幹細胞的趨勢與運用，而非國內自體脂肪隆乳的技術！國內幹細胞技術尚未合法，在國外幹細胞從實驗室嚴謹的流程及高標的流程管理，都是注重醫療安全與品質為首要！因此國內自體脂肪隆乳的技術，並非承自國外幹細胞移植技術。

自體脂肪是自己的≠對人體安全沒有併發症

自體脂肪注射在乳癌細胞周圍，易引發相關乳癌細胞的增生現象，因此對於乳癌可能發生的高危險群（本身或家族有乳癌的病史、或帶有乳癌的腫瘤標記BRCA-1，BRCA-2），若欲接受自體脂肪隆乳者，須了解風險與危機的相對增加。

自體脂肪隆乳豐胸，更需謹慎的是形成的脂肪塊，會造成乳癌鑑別上的困難，因此建議有家族基因病史或有纖維囊腫的人，需要更加注意。

因此，專業醫師應在術前做專業評估與風險告知。以下情況受術者尤其不建議：

1.有乳癌家族病史：國外文獻報導恐有引發癌症風險的疑慮。

2.有纖維囊腫：若脂肪壞死形成腫塊和囊腫，易造成混淆，有不易辨識的問題。

3.平胸者：吸收率約二至四成，且醫學專家建議

案例 *15* × 24 歲・LIDY

我是 LIDY，今年二十四歲，自國中就被恥笑平胸到大學，讓我很沒有自信，漂亮衣服都不敢穿，走路都駝背，有時為了塞水餃墊，悶熱的天氣還讓我胸部過敏。塗塗抹抹嘗試許多方法、吃豐胸補品，卻一點都沒用。本來因為很怕痛所以不敢做手術，就在我覺得絕望的時候，同學介紹下來找張大力醫師，他細心的幫我做 3D 胸部影像檢查，我才知道我的脂肪和乳腺都很少，需要仔細評估適合我的植入物尺寸，了解完後我才知道選擇專業醫師操作的話手術是沒那麼痛的，我終於解除了對隆乳手術的恐懼，我決定在畢業前整形胸部！手術後，我第一次體會到抬頭挺胸的滋味，好像連走路都飄起來了呢？現在我能充滿自信地跨出校門，迎接未來！

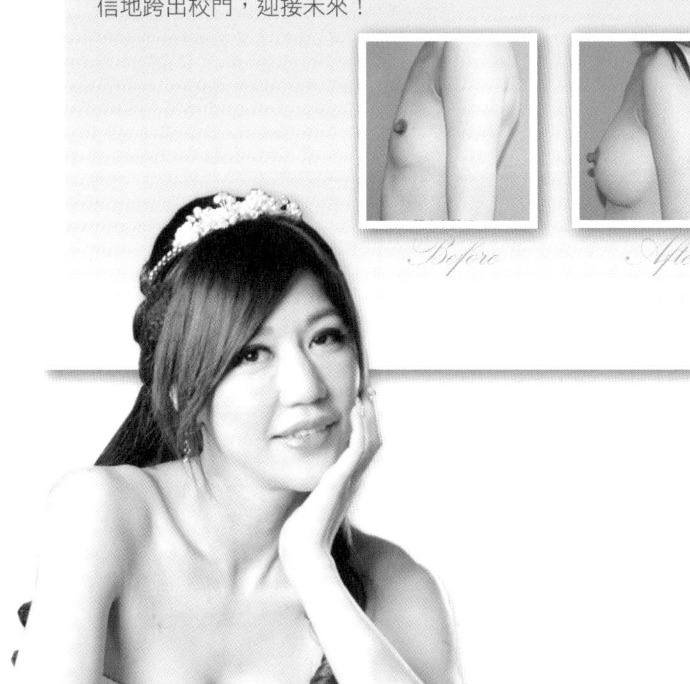

Before　After

安全注射量建議不超過一百毫升，因此無法升級到一個罩杯。

玻尿酸豐胸

「對於無法克服心理障礙接受手術的人，可以選擇注射玻尿酸在胸部，來達到豐胸目的！」張大力醫師建議。

玻尿酸注射豐胸，在日本已風行多年。藉由一次或分次施打在胸部，可選擇填補的部位，例如胸部上緣或內側乳溝處，但由於玻尿酸會被人體逐漸吸收，因此玻尿酸豐胸並非永久性，大約一至二年會因為吸收代謝掉而恢復原狀。即使並非動刀的隆乳手術，張大力醫師仍建議要找尋專業醫師操作，醫師應在術前了解施作者的胸部狀況、乳腺分布和基本條件，確認注射施打的層次，並考量施作者本身胸型和體型，規劃合適的乳型，避免造成注射完胸部大小不一或因施打層次不對而奇形怪狀的胸型。

乳房發育不良的隆乳

因為遺傳、發育不良的緣故，而成為「太平公主」的女性不在少數，但若利用服用中藥、針灸或是按摩胸部，很難達到升級一至二個罩杯的效果，張大力醫師建議，現在由於醫療的進步，加上果凍矽膠已通過衛生署認證，只要選擇安全的隆乳手術方式及專業醫師操作，都能在兼顧美麗、健康與安全的前提下，快速達到豐胸的目的。

產後乳腺萎縮的胸型修飾

3D安全內視鏡隆乳

產後由於哺乳、乳腺萎縮等原因，讓女性的胸部就像消了氣的氣球，不僅外觀、觸感不佳，更影響到穿衣服時的美感，張大力醫師表示：「植入物有很多種尺寸，可以根據受術者的下垂狀態，和乳腺條件選擇適合修飾胸型的尺寸。」透過隆乳手術，不僅能讓平胸擺脫太平公主的稱號，也能夠達到修飾胸部下垂、修飾胸型的目的。

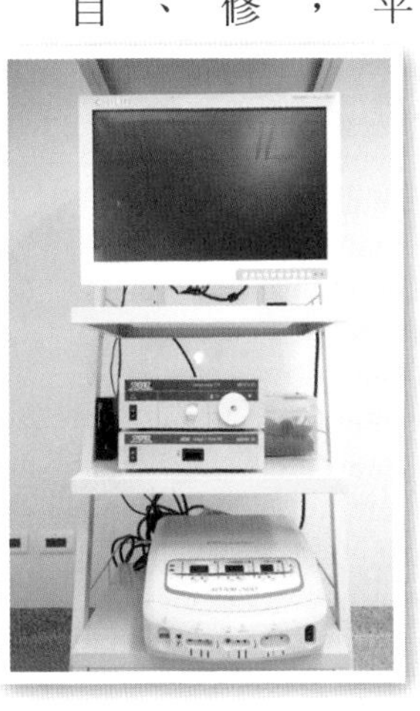

張大力醫師安全隆乳手術特色

HD內視鏡技術
縮短恢復期 訂做完美胸型

「豐滿的乳房是女性自信的象徵，在胸部變大的過程中，安全為第一要務，術前的專業檢測、手術本身的風險管理、和術後追蹤照護，都是影響胸部變化的重要關鍵！」張大力醫師提出隆乳手術「安全」最首要，而透過最新HD1080p高畫質內視鏡技術，能讓隆乳手術大躍進，也讓安全隆乳再升級！

全程HD最高畫質內視鏡的運用，讓手術中的視野加大加深，血管神經清晰可見，如此能做到確實止血，除了可以避免術後瘀青，另外可降低術後出血以及血腫的問題，因此術後不用住院，隔天可以正常作息，恢復相當快。張大力醫師表示，除了恢復快，胸型層次定位也能更準確，比起傳統手術能讓乳型更加自然。

因此若選擇3D安全內視鏡隆乳，能夠避免以下風險：

1. 太大或太小。
2. 空間不足。
3. 錯誤層次。
4. 撥離過多與不足。
5. 發炎與感染。
6. 特殊胸形如：畸胸或漏斗胸等干擾因子。

3D 模擬科技　術後效果立即呈現

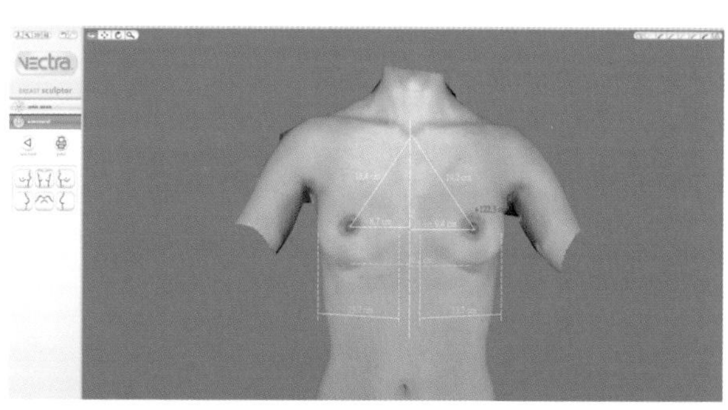

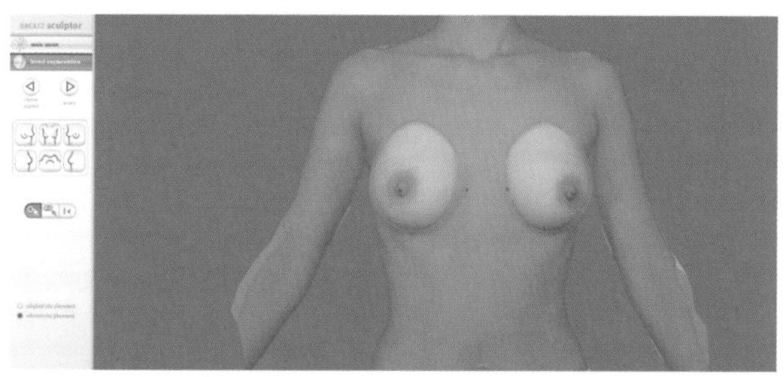

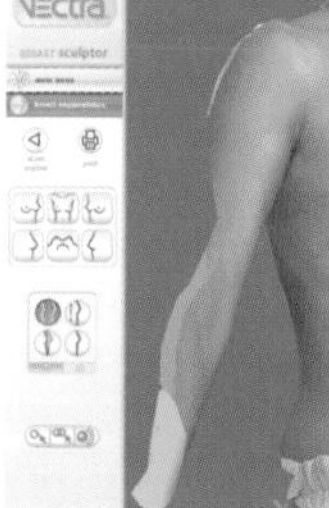

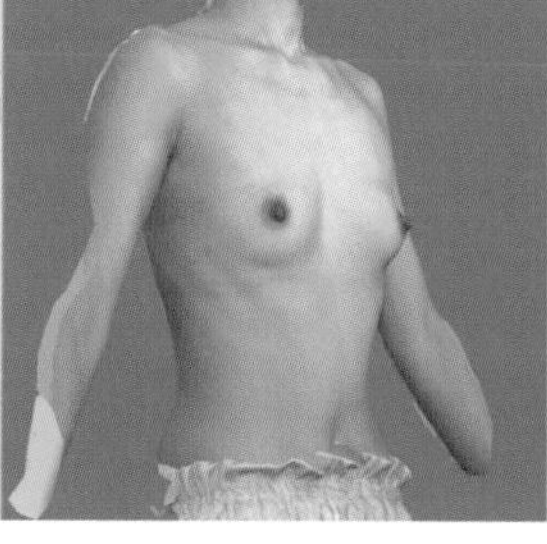

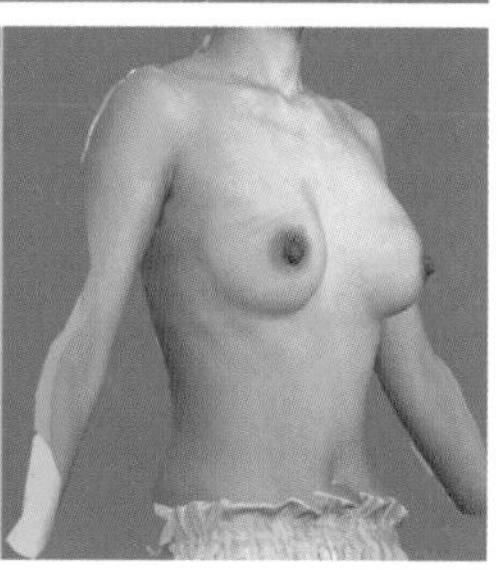

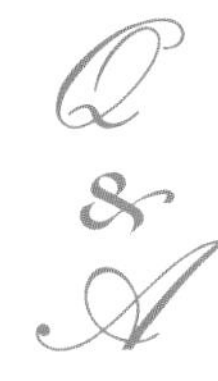
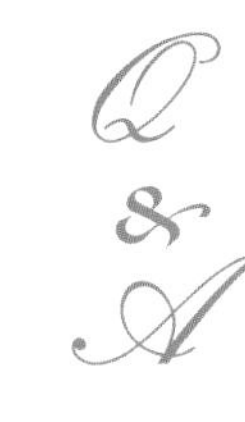

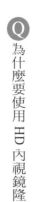

Q 為什麼要使用HD內視鏡隆乳？

A：

1. 能清楚定位，量身訂做胸型：

HD內視鏡技術，讓手術中的視野加大加深，能清楚定位乳袋位置，並做到完善空間規劃，量身訂做美感胸形。

2. 層次剝離更精準，避免高低奶：

傳統手術因為下方或外側空間剝離不足，而讓袋子無法自然垂下，所以做不出自然或類似水滴的胸型，運用HD高畫質內視鏡技術全程輔助，能確實有效的避免胸型不自然、雙層奶或高低奶。

3. 降低出血和風險，術後恢復快：

內視鏡的手術，能降低手術的相關風險，HD畫質的高解析度，讓血管清晰可見，因此能做到徹底止血，當天不需住院，恢復期更快。

4. 降低胸部莢膜攣縮變成硬奶機率：

莢膜攣縮的主要原因並非只是按摩的關係，重要的是手術前的3D檢測做量身規劃，以及手術中是否採用內視鏡技術和全程國際醫療級的環境設備，才能有效降低出血、感染問題和相關併發症及風險，避免莢膜攣縮和減低硬奶機率。

2-6 麻醉方式的選擇

全身麻醉

以靜脈注射或氣體吸入等方式，使麻藥通過中樞神經傳達至全身。受術者會完全失去意識，骨骼與肌肉完全放鬆，不感覺疼痛。

由於全身麻醉的風險較高，可能有高血壓、低血壓、呼吸器官合併症等狀況，通常用於重大、緊急的手術，能在最短的時間達到麻醉效果。

高位硬膜外麻醉

麻醉藥作用於特定的末稍神經，令受術者局部無痛覺，但意識清醒。

「硬膜」是指脊髓外部的堅硬保護膜。高位硬膜下麻醉是將麻醉劑注射於頸椎和胸椎，局部麻醉近端的神經。施作者可在意識清的情況下，接受手術而不疼痛，是較為安全的麻醉方式。優點是免插管（全麻時需插管），免除呼吸道的痛苦，恢復期快。缺點是可能會在術後有頭痛、頭暈、噁心、嘔吐等不舒服症

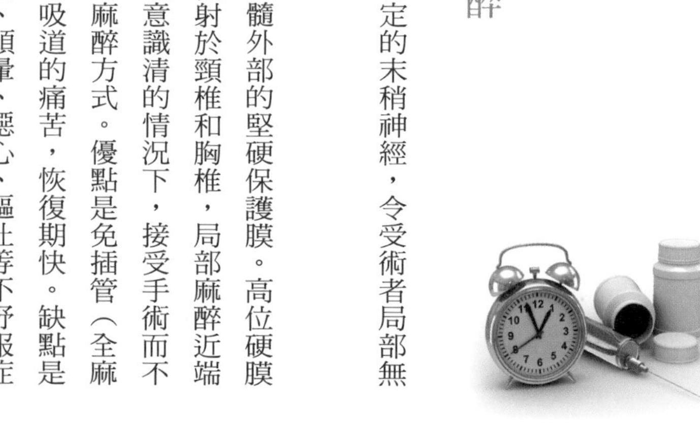

狀。此外，由於動手術時，受術者是清醒的，可能會有恐懼感，醫師在手術之前，最好先給受術者一些心理建設。

任何手術都是以安全為最高的考量。傳統全身麻醉除了手術前需要全身檢查之外，手術時讓人不省人事，醒來後頭暈想吐的機率也較高，手術後立即恢腹胸部的劇痛，也常令人望之卻步。

張大力醫師採用的高位硬膜外麻醉，是屬於局部睡眠無痛麻醉，亦為日本流行的麻醉方式。日本的醫療是以人性化的需求為主要考量，除了手術中有深層止痛效果之外，對於術後的疼痛及不適感也大大的降低；另外可以免除全身麻醉插管所產生的不適感，術後還可以立即止痛，全程採用舒眠的無痛控制，因為局部睡眠無痛麻醉，其風險比全身麻醉降低了許多。

疼痛管理裝置

引進日本最新的疼痛控制，讓受術者在手術完攜帶回家，此疼痛管理裝置能自動供給止痛劑，避免手術完當天的不適。

術後照護

切口護理

無論是位於何處的切口，長度大約三到四公分，視實際放置的乳袋尺寸和材質不同，張大力醫師表示，疤痕會隨著時間慢慢淡化，因此膚色白的女性疤痕較不易察覺，也能夠透過一些淡化疤痕的方式，盡量讓傷口能盡量做到完美無痕：

1. 傷口拆線之後可進行拉筋，避免疤痕沾黏。
2. 按摩疤痕，避免疤痕凸起。
3. 可適當服用軟化疤痕藥物，例如維他命E。
4. 熱水有助於疤痕軟化，例如泡溫泉。
5. 可塗抹藥膏淡化疤痕，例如去疤膏、美白產品等。
6. 待六個月之後，若疤痕仍無改善，可打雷射或消疤針。

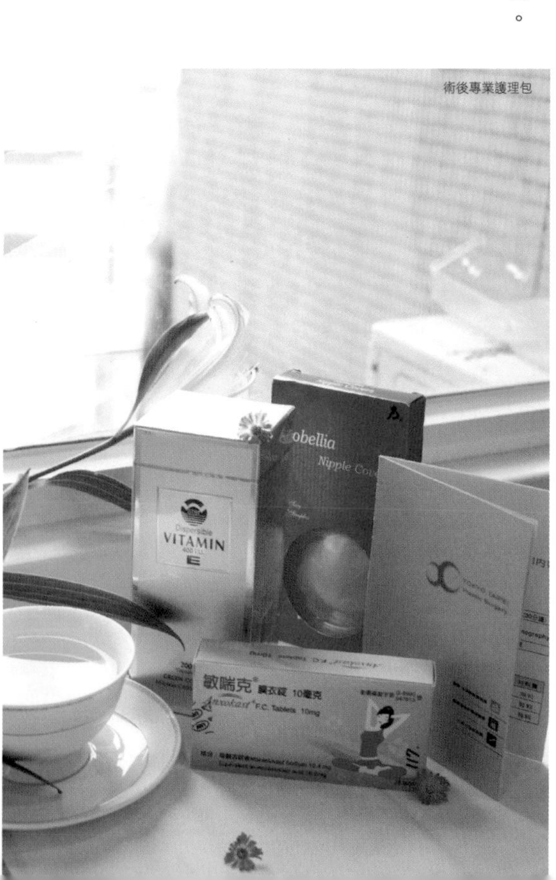

術後專業護理包

手術後自我照護

「在術前專業評估和技術操作下，空間和層次都能達到良好的規劃，因此自我照護輕鬆愉快，即使術後無法定期回診也不需要擔心，」張醫師強調專業評估和技術配合的重要性，並提出自我照護須注意的幾點事項：

1. 手術因為採用睡眠局部麻醉，因此不會造成術後的噁心感，當天術後便可回家，不需住院，隔天即能正常作息。
2. 術後隔天可以正常淋浴，泡澡則需七天後。
3. 手術後隔天即可上班（辦公室），但若是需耗費體力的工作場合則視個人狀況，大約休息二至三天為佳。
4. 一般而言，術後第七天傷口拆線，但若為遠距離貴賓無法在第七天回診，可以選擇不拆線的做法。
5. 術後一週，建議避免提取重物、抱小孩。若有需要搬提物品，護理師會教導其他施力的方式。
6. 術後一週內為胸肌復原期，期間避免大力碰觸胸部，因此於第七天後才開始施行按摩。
7. 術後半年內避免懷孕。
8. 通常建議術後六個月內，不穿有鋼圈或過緊的內衣，可貼胸貼或穿著小可愛。

何謂莢膜（CAPSURE）

什麼是莢膜（CAPSURE）？施作手術時，將植入物如乳袋置入人體後，人體自然會有一正常排斥反應，即在乳袋外圍的空間表面，形成一自然的莢膜，此正常的莢膜是柔軟的，為了避免莢膜變硬，而造成硬奶現象，手術中如何降低出血及感染是關鍵因素，以往傳統觀念，術後會透過不停的按摩來維持空間，但運用 HD 內視鏡隆乳的技術提升，可以做到較精密的止血及選擇正確相對應的層次，術後不需特別強調按摩的重要性，更無須終身按摩來維持乳型。

乳房按摩的迷思

1. 成功的隆乳手術關鍵點：醫師的專業、將植入物放對層次，並非只注重術後按摩堂數與技巧。

2. HD 內視鏡的運用，層次空間幾乎不流血，相對莢膜是柔軟的，無須不停的按摩。

許多人常誤以為，手術的成功和按摩有很大的關係，事實上，按摩只佔了其中一小部分因素而已，若未選擇專業技術，手術時的層次開得不好，術後再辛苦按摩都是徒勞。

傳統手術因為無法準確撥離層次，因此常造成空間不足的問題，若要避免空間緊縮，就必須靠大力和不停的按摩來拓展空間、避免莢膜攣縮。

但 3D 安全隆乳，運用內視鏡技術，可以有最大視野的清晰度，將胸部空間剝離非常廣，令層次定位明確，因此術後按摩只是用來維持空間的存在，每天十至二十分鐘分即可，並不需要靠不停的按摩來增加空間。就如同住新房子，若整體空間規畫良好，每天只需花十五分鐘即可打掃清潔，並不需要擔心地基不穩、地震倒塌，或煩惱颱風會漏水，更不需要時時拆整裝修。

安全隆乳手術　美麗有保障

日本注重提供受術者良善的整體服務，這是日本人的慎重、專業、仔細的醫療態度，張大力醫師表示，除了提供好的醫療品質之外，更須提供完善術後的追蹤檢查服務，所以不只是只有整形而已。

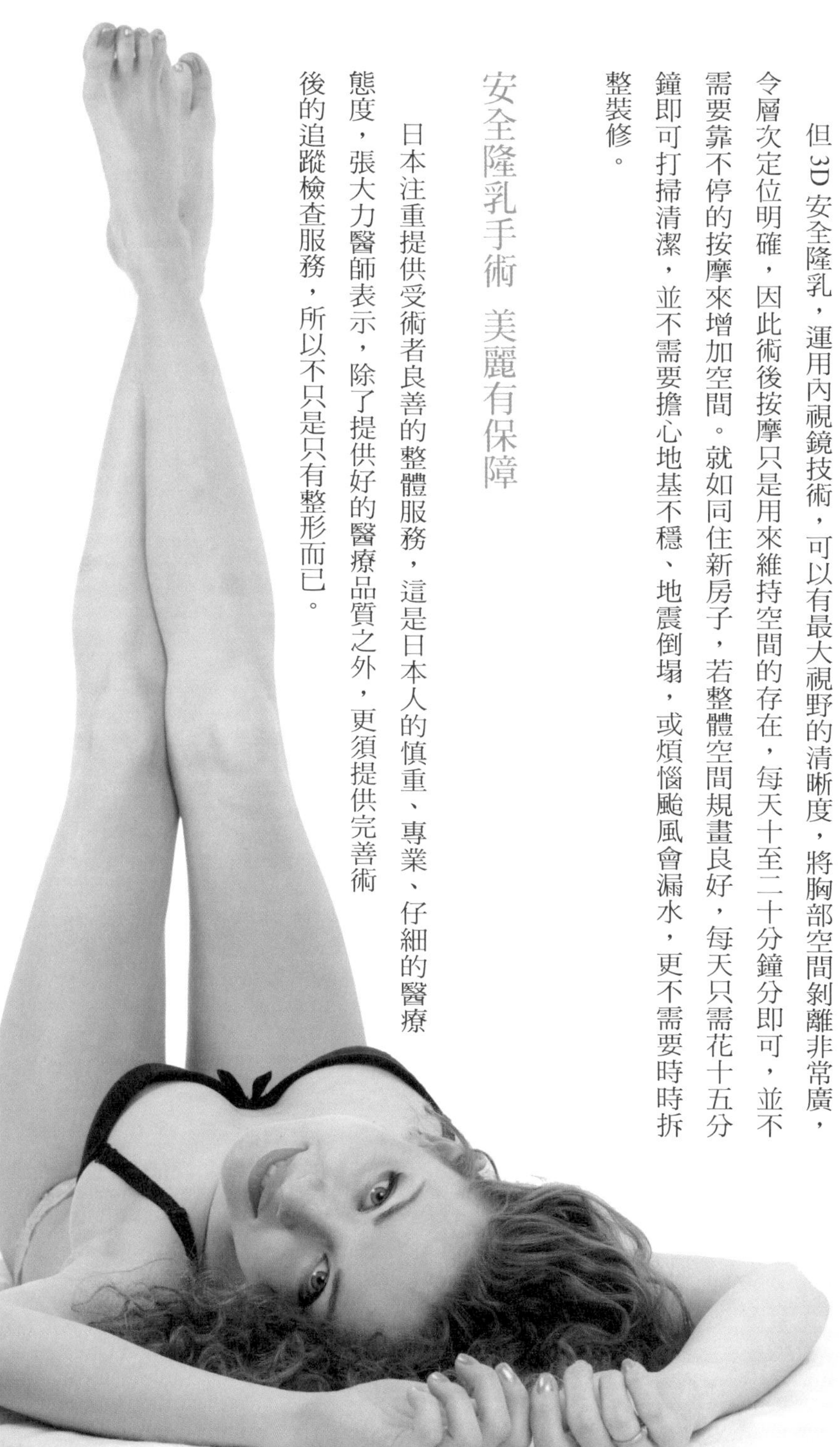

張大力醫師提醒，任何手術都會有風險和應該注意的事情，術後的定時追蹤很重要，一般常做的胸部健康檢查有以下幾種：

1. X光、乳房攝影：檢查率約六成，能做初步健康狀況、有無不明陰影及乳袋外觀狀態的初步判定。

2. 乳房超音波：檢查率約八到九成，除了胸部的健康狀態，乳袋外觀若有明顯破裂也可檢測出。東京風采診所提供術後終身每年健檢保固服務，為受術者的美麗健康把關。

3. MRI 核磁共振：檢查率百分之百，任何細小針孔般的破損都能檢查出，目前健保不給付，建議家族有乳癌病史、二次或多次隆乳手術者，可以每三年做一次 MRI 檢查。而注射過自體脂肪在胸部的女性，乳房篩檢中心則建議除了術前應先做 MRI 檢測，術後初期每三到六個月做一次檢查，二至三年後維持每年做一次 MRI 檢測較佳。定期保養讓美麗無年限，使你的五十比二十美麗。

2-7 再次隆乳

HD高畫質內視鏡技術 拯救失敗鐵奶

「造成隆乳手術失敗的因素很多，若進行再次修正，技術層面便顯得相當重要。其中包含感染控制、層次重新定位修正，以及如何有效降低風險，受術者都應找尋專業醫師作完善討論。運用HD最高畫質內視鏡技術，能再次修正空間和層次，透過高畫質的清晰視野，去除感染不穩定的莢膜。以及比照醫學中心的無塵無菌正壓開刀房系統，分層分級環境管理原則，嚴格控制感染，這些都能確實降低再次手術風險，提升手術成功率。

在傳統手術或未選擇專業醫療團隊，常會造成以下情況，但內視鏡技術能修正這些問題：

1.再次隆乳要成功 放對「層次」很重要

早期胸大肌隆乳，因為內視鏡的畫質不佳，在做肌肉層剝離，埋入乳袋的時候不夠深，或是放錯層次，造成腹斜肌上移，使乳袋也跟著往上移動，造成雞胸奶。張大力醫師表示因為台灣女性身材比例瘦的人較多，許多偏瘦的女性，往往隆乳後都會看起來假假的，原因就在於乳袋放置的深度，所以在做肌肉筋膜層隆

案例 *16* × 30 歲・MAY

一位年約三十歲、身材纖細的美女，明明臉蛋精緻，到診所時卻顯得沒有自信，雖然穿著保守，仍看得出窈窕的身材。經過張大力醫師詳細了解後，原來這位小姐 MAY 五年前動了隆乳手術，不料手術失敗，變成兩顆鐵奶，MAY 因此大受打擊，在上一段的感情結束後，這五年來不敢再交男朋友，甚至害怕照鏡子。在求助無數家診所都無法挽回失敗的事實，幾乎放棄時，認識了張大力醫師，經過專業解說，MAY 決定再給自己一次機會。

做完手術六個月後，我們看到穿著時尚性感、巧笑倩兮的 MAY，提著喜餅進到診所，MAY 露出我們從未看見過的燦爛笑容：「謝謝大家！我下個月要結婚了，現在的我非常幸福，但有一件我唯一後悔的事。」看著我們疑惑驚訝的表情，MAY 不禁大笑：「我後悔我太晚找張醫師做隆乳手術了！」

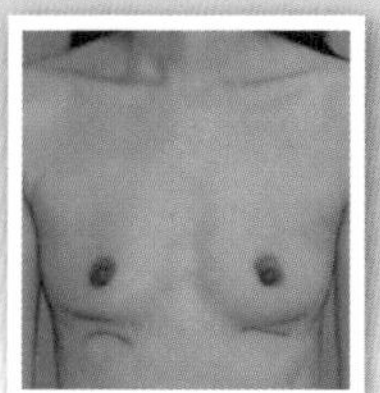

Before

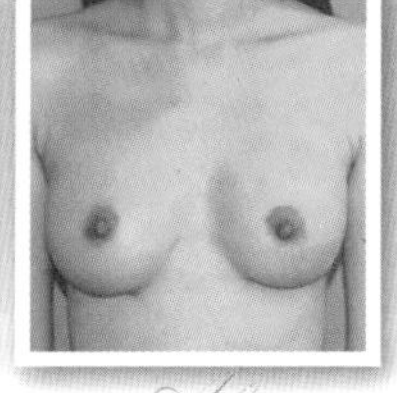

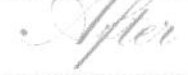

After

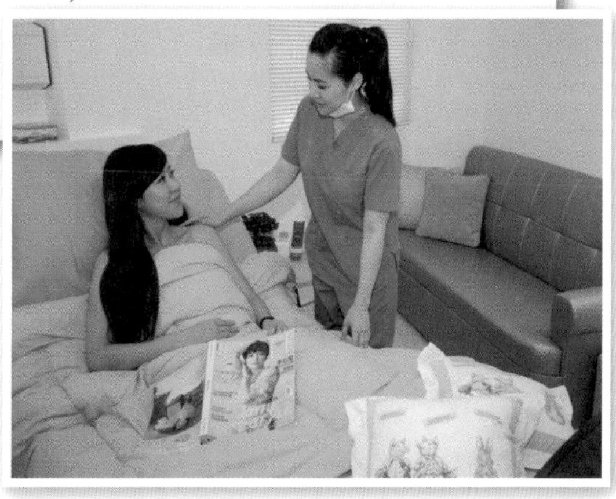

乳時，醫師會適當的放鬆腹斜肌的肌肉。醫師在做隆乳手術時，一定要考慮到當事人本身的身形與胸型，並做適度的調整，除了考量以上兩點，而現有HD內視鏡隆乳的技術提升下，可以做到較精密的止血及選擇正確相對應的層次，術後不需特別強調按摩的重要性，更無須終身按摩。

除了考量身形與胸型外，而現在有HD內視鏡隆乳的技術提升下，可以做到較精密的止血及選擇正確相對應的層次，術後不需不停的辛苦按摩，更無須終身按摩。

2.「感染控制」是所有隆乳手術最重要的一環

張大力醫師表示，現在因為有內視鏡輔助隆乳，所以會產生夾膜攣縮的機會越來越少，不過現在許多隆乳術後，若是發生夾膜攣縮或感染的問題，其實都是細菌感鎖染引起的，這與診所如何控制感染率有很大的關係。張大力醫師說，隆乳手術會失敗有兩個主因，一是大量出血、二是細菌感染，大量出血的問題，現在可用內視鏡電刀的方式來避免，但是環境的感染，往往是最主要的發生原因，所以除選擇專業醫師外，診所的環境與是否有無菌設備，更是影響隆乳手術成功的關鍵！

HD1080P 內視鏡可修正的缺點

國際化最高畫術的內視鏡系統——德國 HD1080P，有效提供手術最大視野清晰度，可令手術部位的層次定位清楚，提高安全性。

（可參閱 2-5　張大力醫師安全隆乳手術特色）

3. 莢膜攣縮

莢膜攣縮是指袋子表面的膜，因為感染等原因發生變化，漸漸變厚、變硬，造成觸感上的僵硬，而影響莢膜變化的原因有很多種，包括：

- 出血與感染。
- 層次剝離不足與層次錯誤。
- 大小尺寸不符合胸廓。
- 後續保養與預防藥品的不足或不正確。

若初期透過藥物或物理性治療仍無法改善，便建議靠內視鏡手術修正。內視鏡技術

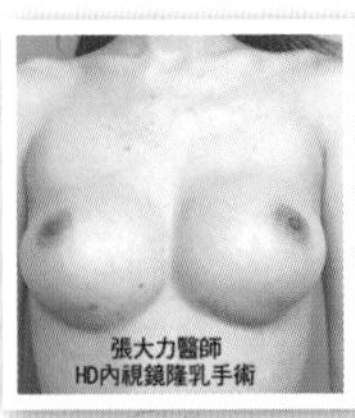

Before

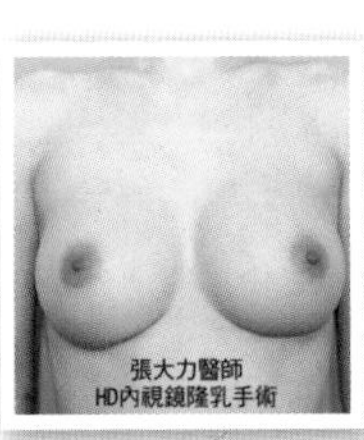

After

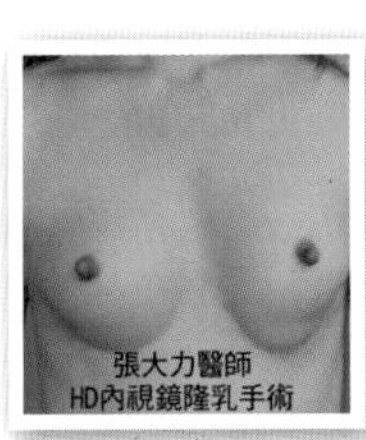

Before

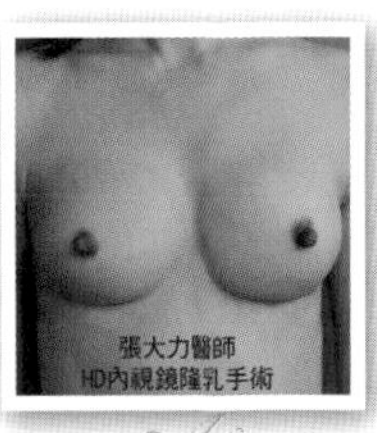

After

為再次隆乳的必要選擇，靠著內視鏡高畫質視野，才能將發炎或變硬的莢膜完整清除，並重新規畫、修正新的空間和層次，讓乳袋放置在穩定的空間，才能再次有效避免莢膜攣縮或感染。

4.乳袋破裂或滲漏需更換

乳袋材質有很多種，首先須了解放置的乳袋，是否為**FDA**認證核可，部分未經過認證的乳袋，可能因為延展性不夠，或採用工業用矽膠所製成，有易破損的疑慮；而水袋因為設計關係，根據臨床統計，滲漏比例五年內大約會有百分之十的可能性，而水袋破損雖然對人體並無傷害，但仍需要取出袋子更換，或選擇其他材質。

如何避免再次隆乳

「在面對乳房重建的同時，心裡有許多壓力和不安，一定要選擇專業專科醫師，才能降低傷害。」張醫師根據自身專業，慎重叮嚀。醫療環境安全能降低手術風險，雖然不能保證恢復完美，但能盡力在醫療上做到最好的修飾。如果決定做重建手術的朋友，以下事項一定要注意：

1.選擇專科專業醫師與國際化醫療設備：有效提升手術穩定性及成功率

專業專科的醫師及國際化醫療設備環境，對於手術的穩定與成功有很大的影響，事先要多比較各個醫療院所的優缺點，選擇專科專業醫師與國際化醫療設備的診所，較有保障。

2.運用 3D 全方位檢查：選擇最適合的手術方式

每個人的獨一無二條件是不同的，3D 影像專業檢測可以了解個人胸部胸廓及乳腺基本條件、健康等資訊，檢測出最適合的隆乳手術方式。

3.專業醫師需在術前充分告知受術者各種方式的相關風險與適應條件

任何手術都有風險，但專業經驗值足夠的醫師須能將風險控制到最低，並能有效解決有可能發生的相關問題。在動刀之前，醫師都必須充分告知，讓施作者充分瞭解相關風險與併發症。

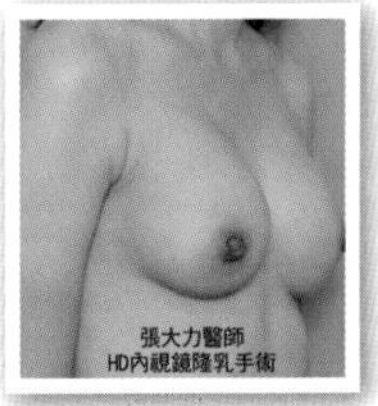

張大力醫師 HD內視鏡隆乳手術 Before

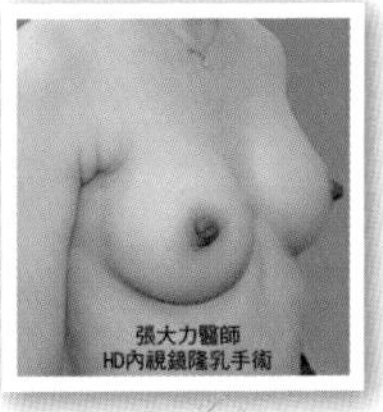

張大力醫師 HD內視鏡隆乳手術 After

術後護理（請參閱 2-6　隆乳手術後的護理）

1. 手術採睡眠局部麻醉，當天術後便可回家，不需住院。
2. 手術後隔天即可上班，不影響日常作息。
3. 術後一週，建議避免提取重物。
4. 術後一週內，避免大力碰觸胸部。
5. 術後半年內避免懷孕。
6. 六個月內避免穿有鋼圈或過緊的內衣。

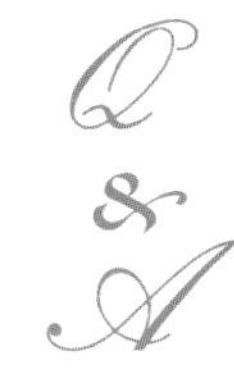

Q 隆乳術後的經過情形為何？

A：兩週內多有輕微肌肉的疼痛感，不需擔心，服用些止痛藥即可緩和。

Q 隆乳手術需要住院嗎？

A：手術時間約二小時，術後休息讓精神恢復後，可以慢慢步行離開。

Q 隆乳後會影響乳癌的發現嗎？

A：隆乳後乳腺較突出，較容易檢查並觸摸 並不會影響乳癌的檢查。

Q 隆乳用的矽膠乳袋可以放在人體內多久？

A：矽膠乳袋在人體內並沒有一定的期限，但會有破損的機會，破損時不一定有症狀，因此需要定期來做 MIR 追蹤檢查。

2-8 乳房美容

「愛美是女人的天性，有了健康還要美麗，才符合現代女性的需求。」了解女人愛美心理，張醫生表示，醫學上對「健康」的乳房的定義是：不論大小、形狀，只要具備分泌母乳的功能，且沒有任何病徵，即稱之為健康的乳房。

然而人類似乎永遠不乏追求完美的渴望，僅管那些先天上的形狀差異並不影響身體健康，即使達到了健康的門檻，卻仍鍥而不捨地追求大小與位置的對稱、美型與黃金比例，因此除了隆乳手術以外，美容醫學界還發展出許多的小手術，能運用在乳房細節形狀的改善，例如乳頭整形及減胸手術等。以下就每種乳房美容稍作簡介：

乳房上提

「許多哺乳後的女性朋友，由於乳腺組織萎縮造成乳房下垂，除了影響外觀，也造成穿衣服上很大的不方便。」張大力醫師分享多數女性的心聲。

下垂的原因，有先天使然、有體質原因，有人彈性纖維缺陷，手臂有蝴蝶袖的人，乳房也易往下掉。

案例 17 × 35 歲・小美

35 歲，美髮師，連生了兩個小孩後，都是小男生，因為想要餵母奶，所以就讓乳房脹奶由 C 脹到 F，足足餵奶餵了 2 年，沒想到我的胸部等到餵奶完，我的胸部也下垂了，年輕時是飽滿硬挺的胸部，現在卻是下垂的胸部，每天都很憂鬱，朋友就建議我來找張醫生。

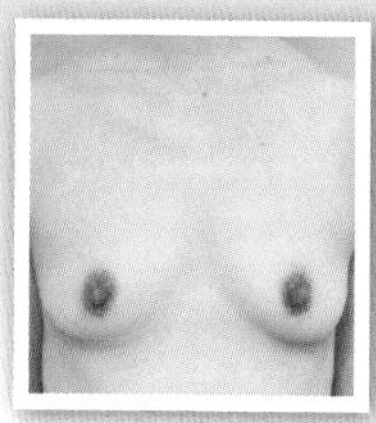

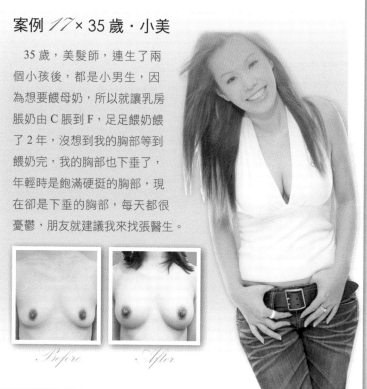

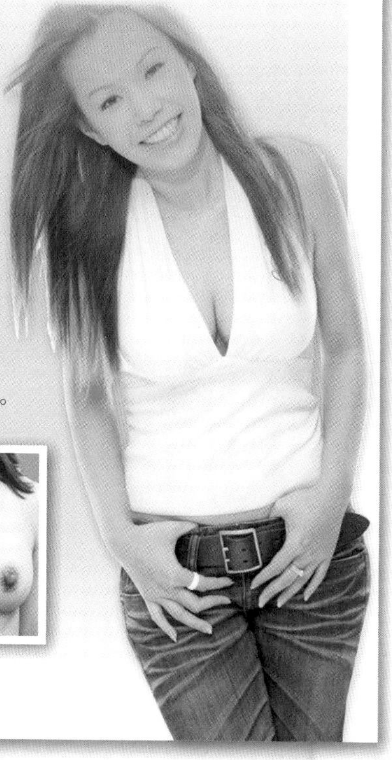

Before 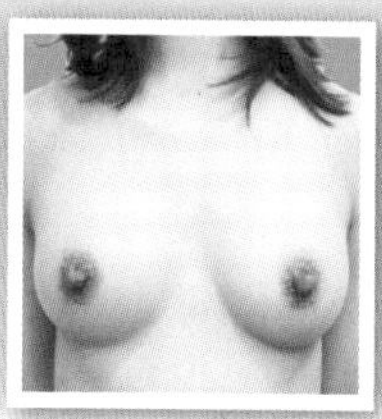　　After

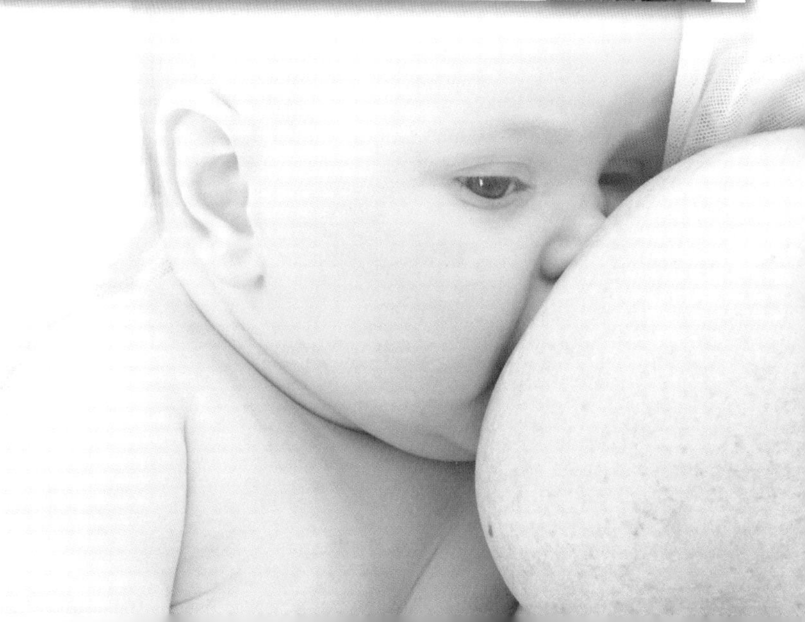

其次是因為老化，皮膚和中膈都會鬆弛，近來更多因急遽的體重變化，變瘦時乳房裡的組織和脂肪會縮水，但是皮膚和中膈無法隨之收縮，而導致乳房鬆垮下墜。

現在很多女生的體重，忽胖忽瘦，乳房就像氣球般，吹吹放放次數多了，氣球就會失去原有的彈性。妊娠也是導致乳房下垂的禍首之一，除了體重短時間增減外，荷爾蒙的變化也會使筋膜鬆垮。有些年輕女孩不避孕，把墮胎當常事，不知每次懷孕都會加重乳房下垂。

下垂嚴重時，運動時會厲害晃動，

案例 *18* × 35 歲・APPLE

我是 APPLE，是一位跳舞老師，跳舞的動作都是很大很激烈的，常常一段舞跳下來都會發現舞衣已經有顛偏離了，而且為了穿舞衣好看，我都會在舞衣內墊東西，夏天都會起濕疹，很不舒服。後來聽説張大力醫師那裏有 3D VECTEA 模擬器 ，就想去了解看看，張醫生真的很認真跟仔細地幫我解説，讓我了解隆乳的問題，我一直擔心手術會痛，張醫生説有日本最新的無痛麻醉，會減低痛感。手術後，真的沒有很痛，因為術前有模擬過要置放的乳袋大小，術後也沒有尺寸上的困擾，先在我可以更有自信的跳舞了，不用一直擔心舞衣是不是會跑掉或是東西會掉下來。

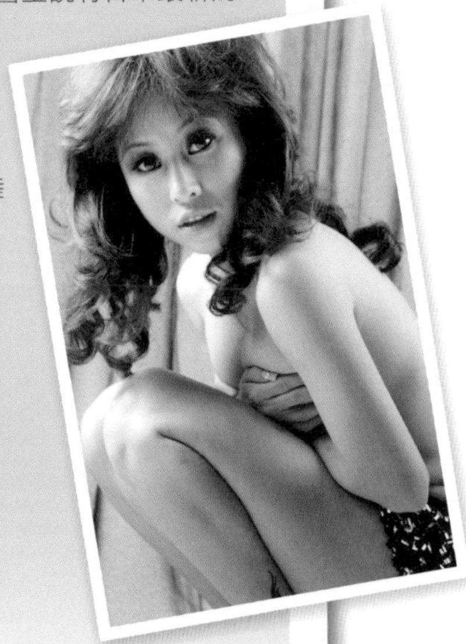

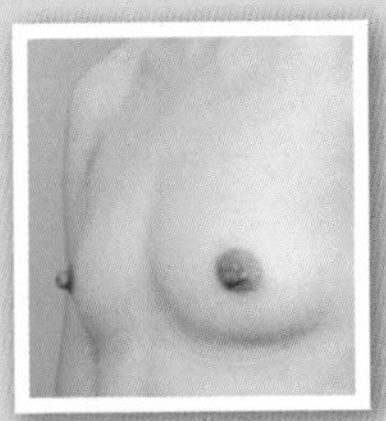

Before

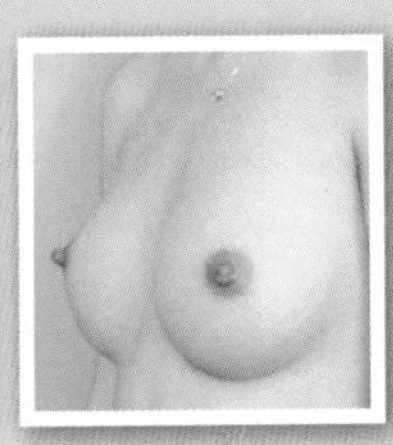

After

就得靠胸罩吊帶支撐，時日一久，都在肩上勒出深痕及皮膚病，讓不少年紀尚輕的女人，有苦說不出。

而青春期的女生，胸部仍在持續發育中，應待胸部發育完成後再行接受手術。

手術方式

女性的乳房隨著哺乳次數的增加，膠原組織斷裂，或因年齡增長，以及體重減輕的關係，乳房組織中的脂肪流失，而使胸部鬆弛下垂。透過乳房上提手術，切除多餘的胸部皮膚，再重新提高乳頭位置並縫合，原理等同於拉皮，雖然效果好但傷口明顯，且會留下疤痕。

最後，還是回到一直在強調的，一定要和醫師做良好的溝通，選擇適合的方式才不會留有遺憾。

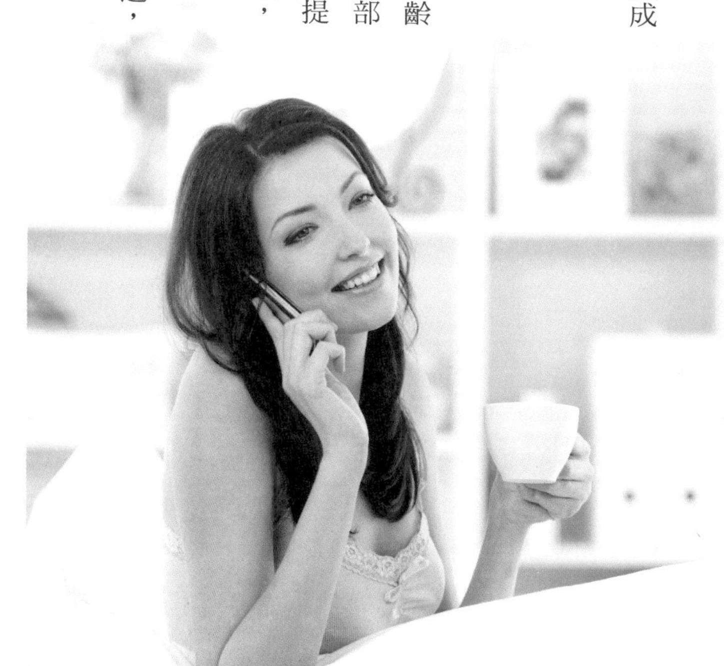

乳頭凹陷——日式乳頭皮瓣術

有乳頭凹陷癥候的女性還不少，外觀上不僅不完美，也會影響乳房哺乳功能。有些受術者會有乳頭衛生清潔不易維護的問題，或是長期有心理上的困擾。乳頭內陷真正的原因不明，但是病理學上，這是由於泌乳小管纖維化，因此將乳頭拉向內方。其後遺症是由於整個乳房排泄系統不良，容易造成乳腺炎或局部炎症狀態。此外，由於乳頭藏在乳房內，也使得它無法發揮受乳或婚姻關係的功能。

乳頭縮小手術

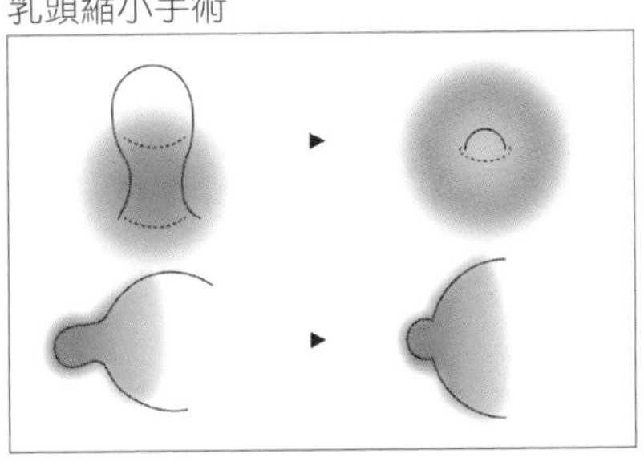

凹陷乳頭

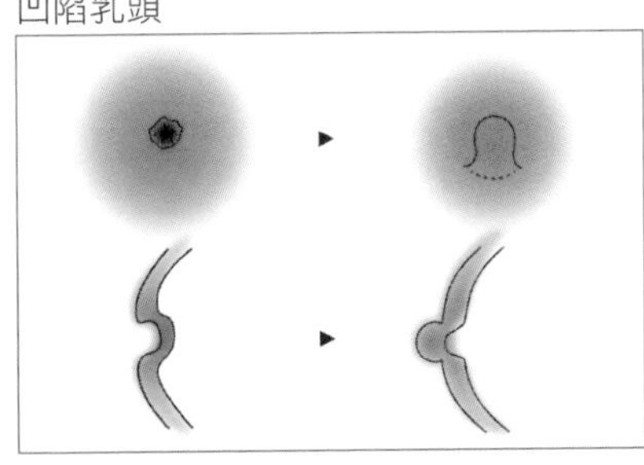

乳頭、乳暈縮小手術

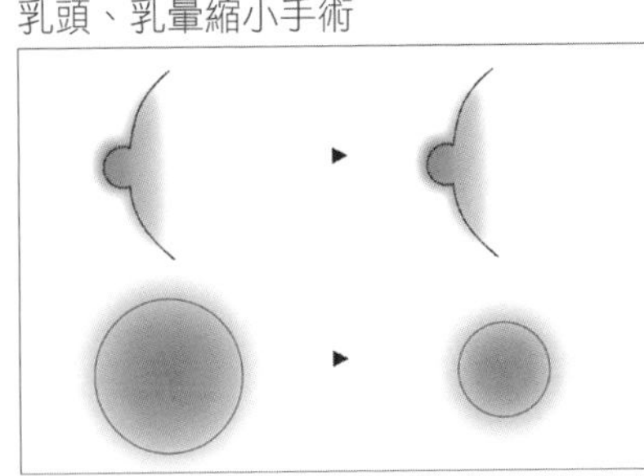

乳頭凹陷手術流程表

手術前	手術日	2~3 天後	10~14 天後
問診 / 健康檢查	休息數小時後返家	可開始淋浴	回診、拆線

乳頭乳暈手術流程表

手術前	手術日	2~3 天後	7~10 天後
問診 / 健康檢查	休息數小時後返家	可開始淋浴	回診、拆線

乳頭內陷分為三級，若屬第一級凹陷，例如在乳暈旁一擠仍能突起，則可用吸引法或乳頭按摩等方式治療，經由每天的自己復健治療，比較輕微情況可以痊癒，但需要較長的時間，而且仍有復發的機會。如果想徹底解決乳頭凹陷的問題，或是凹陷情況一直很嚴重，就只有靠外科手術才能矯正了。乳頭凹陷手術是個簡單的小手術，只需局部麻醉，在不破壞乳管的前提下，從乳暈處做微細的兩點切開，即可將乳頭拉出並縫合。此項手術由於傷口很小，恢復期短。施作者兩週內即可拆線，約三週內傷口可穩定癒合。

術後的風險

要特別注意的是，不管是保守的治療方式或矯上手術，均不適合孕婦施行，否則會有流產的危險。此外，若是因為發炎、外傷、乳癌或其他病因所造成的乳頭凹陷，則不適用此種矯正手術。

和所有外科手術一樣，有術後感染的風險。感染嚴重時，細菌若沿著乳管擴散至其他部位同時發炎，且情況持續惡化時，就必須切除乳頭，等感染的問題痊癒後，再做乳頭重建。

乳頭、乳暈縮小

民間有一些奇妙的迷信，例如：乳暈過大或過黑，顯示女人有多性經驗。這在醫學上當然是無稽之談，但是由於這稗迷信而來要求乳頭或乳暈整形的也不少。乳頭如果太長，可經由縮短術使它縮小。乳暈太大也可以經由手術，使其縮小。

「乳暈和乳頭的美感在近幾年特別受到女性朋友們的關注，小巧的乳頭和乳暈，能給予人一種精雕細緻的美感。」時常關注最新流行資訊的張醫師分析，乳頭過長、過大，或乳暈過大的原因，有少數人是天生的，大部分則是哺乳後的組織增生所造成，許多產後婦女因為乳頭和乳暈的不好看，而造成泡湯尷尬的事件發生。

拜美容醫學進步之賜，打造一對精巧的乳頭已非難事，可以透過外科手術將之縮小。乳頭和乳暈縮小的原理相同，手術只需局部麻醉，切除外圍增生的部分再加以縫合即可。手術後只須聽從醫師的叮囑自行換藥，約七到十天就可以進行拆線。此項手術的實施，以不破壞乳管的通暢為原則，但須注意懷孕不可動手術。

副乳切除手術

「夏天是女性展現自信的最佳時機，千萬不要讓副乳阻礙了自信。」張醫師表示，不少女性副乳明顯，而不敢穿清涼的衣服，恨不得除之而後快。

每個人的副乳成因並不相同。有些人單純是因為肥胖或內衣不合身造成的脂肪堆積，由於內部是脂肪，所以可以用抽脂的方式輕鬆消除，手術簡單，傷口只比一般的針孔大一些，並不會留下疤痕。

有些人的副乳則是天生的。天生的副乳是胎兒時期未退化完全的乳腺突起，形成一邊或左右兩邊多餘的乳房組織，發生率約佔女性的百分之一到五。其觸感和正常的乳腺組織一樣會硬硬的，也會隨著月經週期脹大與縮小，在哺乳期間，副乳腫脹的情形通常會較明顯。

天生的副乳可能出現在從腋下到鼠蹊部之間的任何位置，最常見則是在腋下，有時還會遺留有未退化的乳頭，也可能很不明顯，看起來只像一顆黑痣，並不影響視覺的美觀。

雖然副乳並不是「病」，但若隆起部位過大，或是多餘的乳頭很明顯，影響視覺與衣著的美觀，就會造成心理的陰影。在這種情況下，可以透過局部麻醉切除多餘的副乳組織。

減胸手術

「身為一名整形外科醫師，常被問到什麼樣的乳房最好看？以亞洲女性的身材比例而言，大小以C

案例 19 × 22 歲・LULU

我是 LULU 22 歲，年輕時因為升學壓力，一直坐著唸書，壓力無法紓解，只好一直用吃的來解決，沒想到竟然在短短的 3 年裡胖了 20 公斤，等考上大學後，覺得活動真的有很大的困難，下定決心減肥，我在 1 年內減下了 22 公斤，可以因為太快速減肥了，身上有很多的肥胖紋，但最難過的是我的胸部下垂，看起來很像生過好幾個小孩一樣，我都不敢交男朋友，一直到張醫生那裏做了縮乳手術，讓下垂的乳房上提，現在的我更有自信了，因為不用再擔心了，身材也變得很好，追求者也變多了。

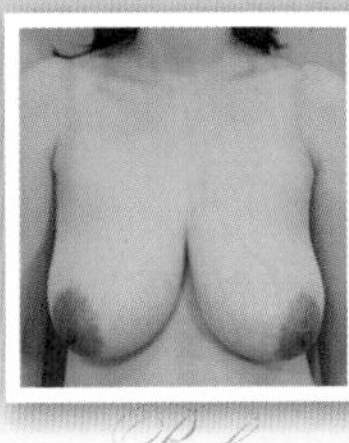

Before

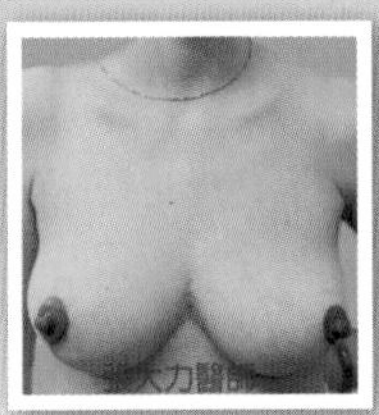

After

罩杯之間為宜。有越來越多的客戶，是因為胸部太大影響了生活，不僅別人覺得可怕，當事人也有很深的煩惱，想要動手術變小。」張醫師說明，現代人的營養攝取普遍來說比三十年前進步非常多，尤其是以動物性蛋白質和脂肪為主食，特別容易讓乳房發育得又早又快，以至於穿E、G、F罩杯的女性愈來愈多。這個現象在歐美地區存在已久，台灣的飲食習慣日漸西化，因此也有這樣的趨勢。

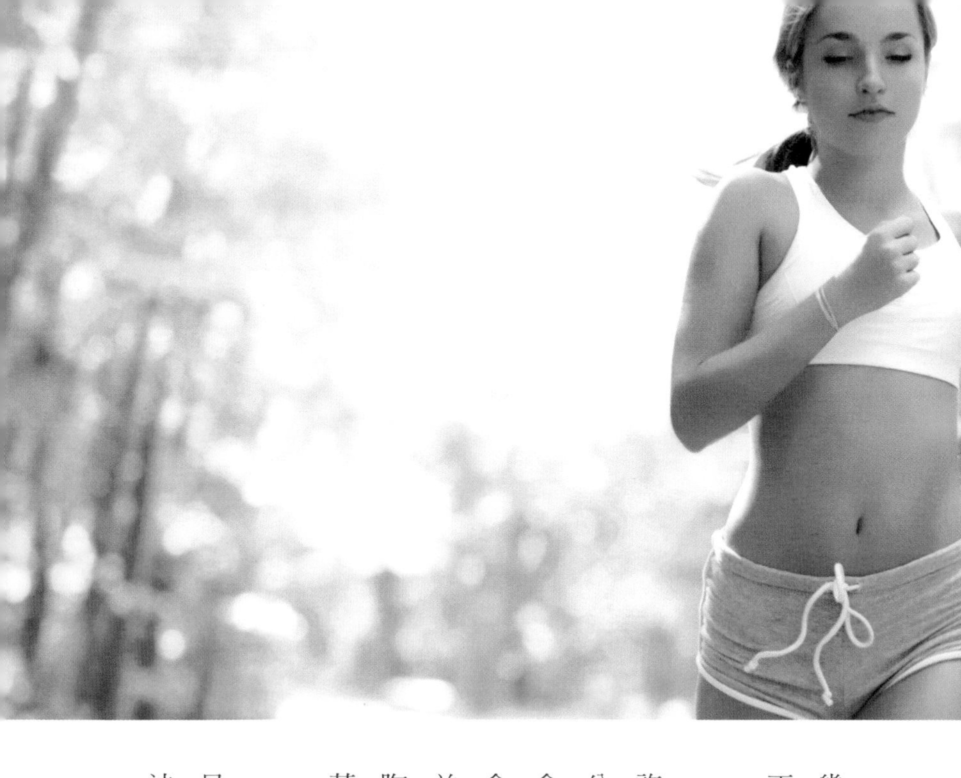

「在我認識的一些女性朋友中，就有好幾個在二十幾歲時，胸部仍然持續長大，早已超過身體其他部分的正常比例。」張醫師分享。

儘管有些平胸的女性對「波霸」抱以羡慕的眼光，許多男性更是對豐滿性感的乳房讚賞不已，然而有一部分的當事人卻深深為太大的乳房所苦。乳房若太重，人會重心向前而引起背部及脖子的疼痛，胸罩肩帶陷入也會使人感到不舒服，皮膚磨擦的地方會產生慢性濕疹，並且在社交或運動時往往有困擾，呼吸不太順暢等等。胸部大小要與身材相符合，太大太小都會破壞整體美感，甚至造成生活不便。

有不少人會認為減胸手術根本是在無病呻吟，分明是自找罪受，以致於有許多想動減胸手術的人，一直無法得到父母或先生的支持，因為他們沒有親身經歷過好幾公斤的乳房壓在胸前，當然無法感同深受。

如果說平胸的女性需承擔心理方面的缺乏自信、無法自我認同等痛苦，那麼這些乳房太大的女性所承擔的痛苦也許更多。異樣的眼光、同學的言語侵犯，很容易導致自卑與人際關係有障礙；生理上的不適，例如：為遮掩過大的乳房而長期駝背；肩頸及背部因長期重力產生的疼痛、平衡感差，或擔心胸部巨烈晃動而討厭參加體育活動；乳房下垂，皮膚重疊處流汗、磨擦，造成皮膚長期濕疹；有些女性因為害怕男人色瞇瞇的眼光，所以連酷熱的夏天還堅持穿上外套；買衣服時，喜歡的款式往往沒有合適的尺碼，很難買到合身衣服，這對某些注重自我儀表的女性來說，是很大的痛苦，甚至感覺被社會邊緣化。

當然還有更糟的情況——巨乳症，就是只有一邊的乳房太過巨大。雖然內衣的襯墊可以成功掩飾左右不平均，但是無法移除內心的自卑感，有些人會因此不敢交男朋友，也排斥任何親密關係。

「當乳房過分巨大，自己在美感的觀念上也無法自我認同，影響心理健康，同時又造成許多生活上的不便時，建議多找幾個有同樣經驗的女性朋友談一談，並且詢問整形醫師的意見，評估做減胸手術的利弊得失。」張醫師衷心建議。

如果是因為肥胖造成的胸部過大，當然可以透過減重的方式讓胸部變小一點，如果不是的話，就只有減胸手術可以徹底解決乳房太大的問題，在歐美，由於體形較壯碩，乳房縮小術非常普遍。手術的方法主要是切除多餘的皮膚與組織，把乳暈移到上面的位置。因此會在乳暈周圍留下疤痕，必需要二個月才會

減胸手術流程表

手術前	手術當日	翌日	2~3 日後
術前溝通 健康檢查 手術規劃	休息數小時，醫師視情況穩定即可返家	回診換藥	回診換藥 可開始沖澡

較不明顯，手術時不用全身麻醉，不一定要住院，術後可以洗澡，二個星期可以拆線。這個手術因為不牽涉到任何異物的埋入，所以除了疤痕以外，倒沒有排斥的問題。

但青少年時期由於胸部還在發育，所以除非是影響正常生活，一般醫師都會建議成年以後再做。台灣目前接受過這項手術的人很少，知道有這種手術的人也很少，而它在歐美地區早已相當普遍了，事實上，減胸手術的發明比隆乳手術還要早一些呢！

手術方式

1. 抽脂法

抽脂的傷口非常小，通常能完全復原不留疤痕，但是縮小的範圍有限，頂多小一個罩杯。若有慢性疾病者，則不適合做抽脂。

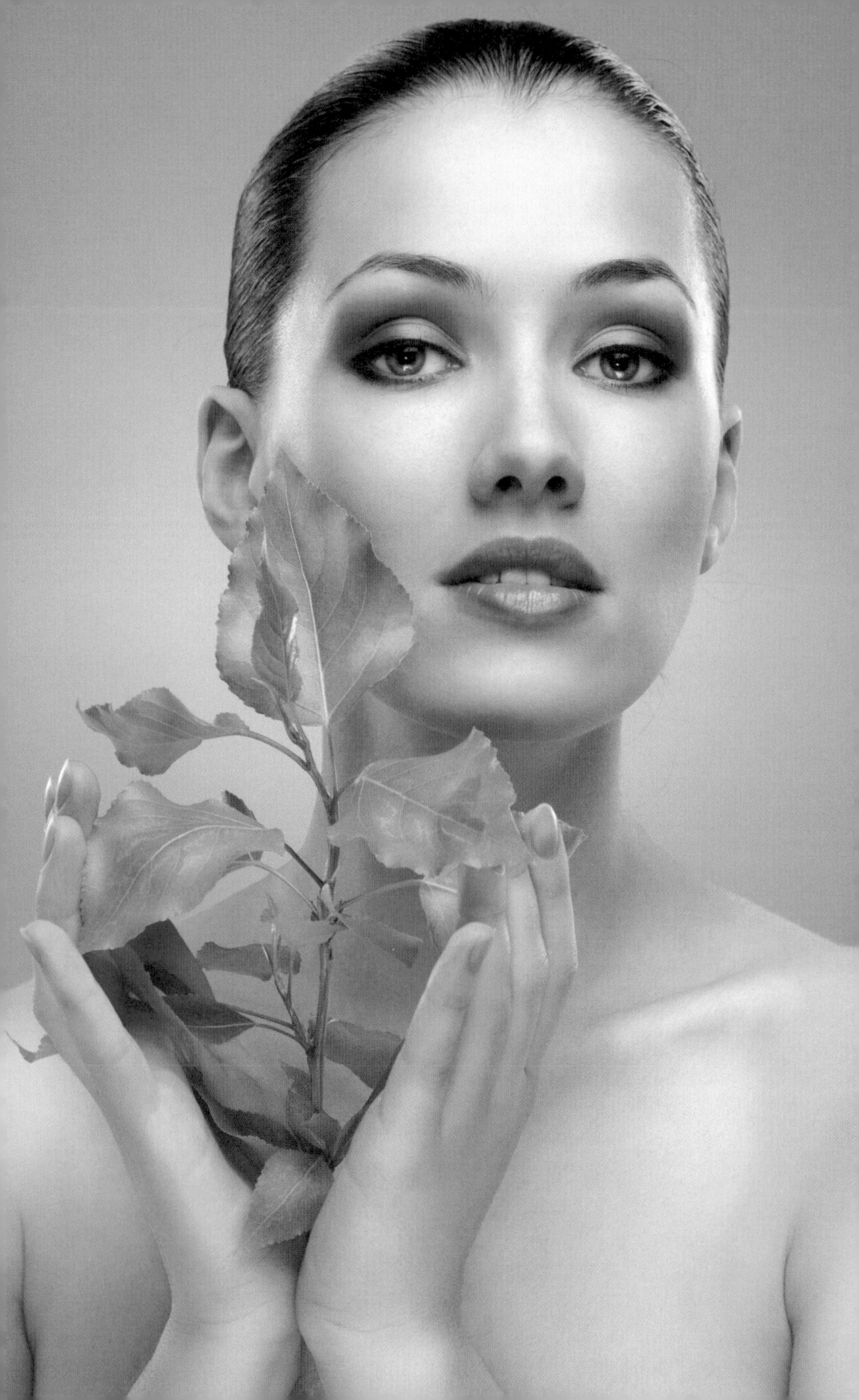

2.手術切除法

做手術切除法前，要先做乳房檢查，確認沒有任何癌症腫瘤才可以做。通常要進行全身麻醉，手術時間約長達四小時。手術的方式依據要減少的分量做調整，醫生會在手術前，將要減去區域畫線。通常是在乳暈的下方切除一大塊皮膚及乳房組織（約可縮減五百到一千五百毫升）；若減除的體積較大，還需另外切除乳暈上方一塊皮膚，將乳頭位置向上提升，最後將乳暈周圍切開部位縫合。

減胸手術的疤痕會在乳暈四周及乳房下方，可能呈現倒T字型或—字型。在動手術之前，務必請醫師提供減胸手術後的照片，瞭解未來疤痕的實際狀況，如果無法接受，就不適合進行此項手術，以免結果大失所望。手術的復原期可能會長達半個月之久，時間上能否配合也需一併考慮。

愛美的風險

這項手術和所有外科手術一樣，都會有感染發炎的風險，此外是血液循環不佳所造成的乳頭、乳暈壞死，發生的機率不高，一旦發生就必須將壞死部分完全切除再重建。手術有可能導致日後無法哺乳，以及乳頭敏感度變差。以上的風險，都是切除體積愈大，風險就愈高。此外，手術後並無法保證乳房不再變大，體重一旦上升，仍有可能再增加一到二個罩杯。

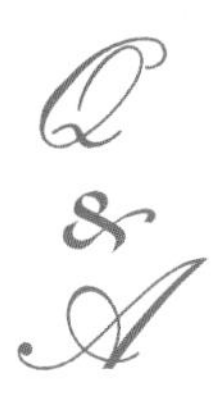

Q 有纖維囊腫也可以隆乳嗎？

A：3D 安全隆乳術前，3D 全方位影像圖檢查可以檢測出是否有纖維囊腫的部分，若有纖維囊腫可以透過隆乳手術一次完成，除了美麗也可以兼顧健康。

Q 隆乳手術前有什麼要準備的事項嗎？

A：瞭解手術的過程及恢復經過，降低手術的不安感，術後照顧及乳袋追蹤的必要性。

Q：填充物比較適合放在胸大肌下或筋膜下呢？

A：每個人條件不同，不該執著在哪個層次比較好，而是要做好專業評估，選擇適合自己的層次。

Q 內視鏡隆乳有什麼好處？

A：經由內視鏡輔助來達到正確剝離空間，可修飾完美合適的乳型。此外可以精確止血，降低血腫的機率。

Q 乳袋的型態有平滑面及粗躁面兩種，哪種比較好呢，理由為何？

A：推薦使用平滑面的乳袋。粗躁面的乳袋雖聲稱不用按摩，實際上是無法按摩，因此觸感較硬。而平滑面的乳袋則是表面光滑需要按摩，觸感柔軟且可滑動的形式，隨著身體的移動而自然變化，因此在意柔軟觸感的女性，建議使用平滑面的乳袋。

Q 隆乳後將來可以哺乳嗎？

A：乳袋放在胸大肌下，哺乳時並不影響乳腺的功能。即便乳腺或乳管有阻塞及感染的問題，也因有胸大肌來區隔，可以避免感染。

Q 手術後需要回診嗎？

A：豐胸後一週後拆線，可以選擇不拆線做法，因此術後並不一定要回診，透過完整線上追蹤照護，也能擁有穩定的術後結果，但前提是要選擇專業的醫師與技術操作。

Q 豐胸手術需要住院嗎？

A：不需要，術後稍作休息，待精神恢復後，可以自行離開。

Q 豐胸後會影響乳癌的發現嗎？

A：豐胸後乳腺較突出，反而乳腺攝影較易檢查不會影響乳癌的檢查。

Q 乳袋可以放在人體內多久？

A：乳袋在人體內並沒有一定的期限，但會有破損的機會，破損時不一定有症狀，因此需要定期來院追蹤檢查。

Q 請問乳頭凹陷手術矯正後，可以哺乳嗎？

A：新一代的日式乳頭凹陷矯正術，並不破壞乳管組織，以便手術後還可以保留乳管的暢通而有哺乳功能。

Q 我一個月前乳腺發炎過，現在已經好了，請問這樣適合作乳頭凹陷矯正嗎？

A：一般來說，乳腺發炎後三個月內復發的機率仍高，所以至少等三個月以上再施行手術比較好。

2-9 抽脂

想當紙片人，很難嗎？

根據調查，五十歲以上女性，腹部肥胖比率超過一半！平均二個人就有一個人腰圍超過理想尺寸，這時堆積在腹部的脂肪會影響身體代謝，增加罹患心血管疾病和糖尿病的風險。

「體重，是一個讓人聞之色變的敏感數字。我有許多客戶在諮詢時，一旦問到現在多重，臉色往往不太好看。」對於幫助客戶瘦身，經驗豐富的張醫師分享，許多人為了維持美好體態，常無所不用其極，夢想瘦成皮包骨。有些人每天帶著游泳圈出門，想甩掉卻不知如何

案例 20 × 30 歲・SANDY

我是 SANDY，30 多歲了，平時一直很注意維持身材體重，唯獨因為懷孕胖起來的腿，怎麼樣控制飲食都無法瘦下來，以前常常都可以穿短裙，現在卻都只能穿長褲，我決心用手術一次解決所有的問題。跟張大力醫師仔細討論過後，決定做 3D 複合抽脂提拉術，術後手臂變得緊實，再也不怕手抬高的窘況了！

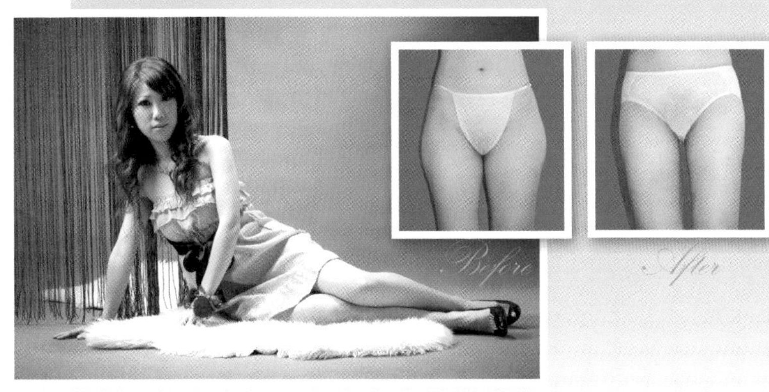

是好？現在藉由醫學美容的方式，已可精雕細琢，讓身材達到黃金比例的完美曲線，不僅美麗也兼顧健康。

對脂肪秤斤論兩

抽脂並非為了減輕體重，應該說瘦身並非為了減輕體重，而是減少脂肪層，達到雕塑曲線的目的。

脂肪分為淺層脂肪和深層脂肪，淺層脂肪有淺層脂肪的處理方式，深層脂肪有深層脂肪的處理方式，因此要先做 3D 脂肪層評估，了解深層和淺層脂肪分布，以及和肌肉分布比例，再評估適合的抽脂方式。

「許多人會將肥胖和脂肪連想在一起，事實上，並非只有肥胖的人才需要抽脂！」張醫師說明。有些人因為代謝或是內分泌或飲食等問題，即使體重未超出標準，但體內的脂肪仍是過高，堆積在內臟的脂肪依舊過高，一旦體脂肪超出標準，就代表有抽脂的需要了！

3D 安全抽脂（S.A.F.E）

張大力醫師提到，每種儀器的使用都是用來輔助，最重要的是專業評估與量身訂作。德國 3D 超音波抽脂，利用不同的頻率將深淺脂肪震碎，能有效抽取脂肪。

術後凹凸不平不再

張大力醫師說明，坊間抽脂因為有機器過熱或使

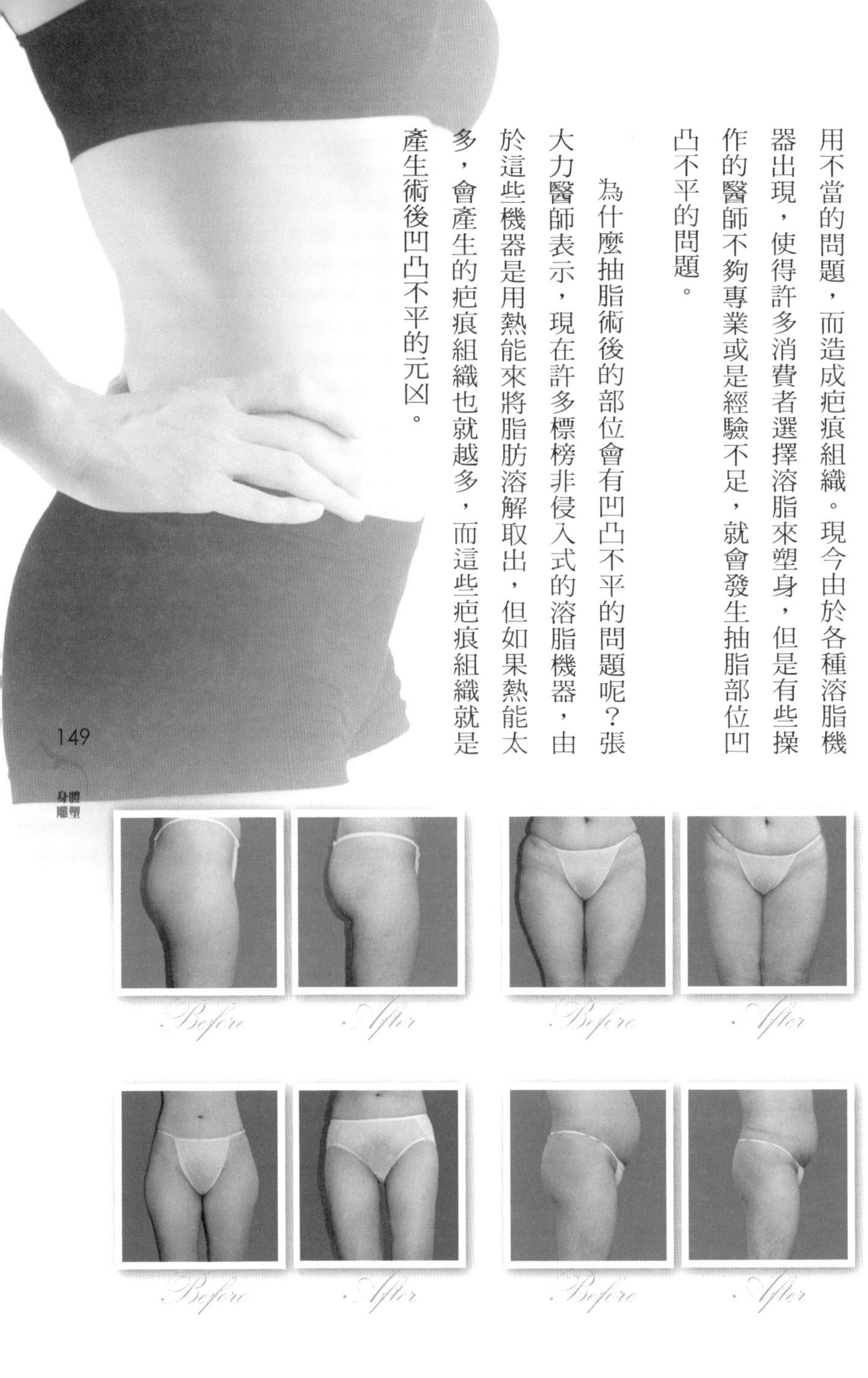

用不當的問題，而造成疤痕組織。現今由於各種溶脂機器出現，使得許多消費者選擇溶脂來塑身，但是有些操作的醫師不夠專業或是經驗不足，就會發生抽脂部位凹凸不平的問題。

為什麼抽脂術後的部位會有凹凸不平的問題呢？張大力醫師表示，現在許多標榜非侵入式的溶脂機器，由於這些機器是用熱能來將脂肪溶解取出，但如果熱能太多，會產生的疤痕組織也就越多，而這些疤痕組織就是產生術後凹凸不平的元凶。

「利用不同的頻率，將深淺脂肪震碎，才能有效抽取脂肪。」張大力醫師說明須重視脂肪「平均化」及「再分布」的特性，才可避免抽脂後的凹凸不平，超音波的熱能更可緊實皮膚，讓曲線塑形更窈窕。

施作3D安全抽脂（S.A.F.E），醫師的經驗很重要。張大力醫師說，在做抽脂手術時，會邊抽邊用手去捏揉抽過的部位是否平順，原因在於，抽脂無法順利將每個脂肪平均抽出，所以醫師會用手去感覺哪些地方有多餘的脂肪，再將脂肪層平均化，這樣就可避免術後凹凸不平的問題。如果已經抽脂過且有凹凸不平的問題受術者，會先注射一些脂肪進去填補，再用平均化的方式處理，將脂肪重新分散，這樣就可以解決術後凹凸不平的問題。

張大力醫生更強調，3D安全抽脂（S.A.F.E）除可幫助在深層脂肪組織進行雕塑手術，在皮膚淺層進行，有如電波拉皮的膠原緊實效果，皮膚表面可更顯細緻與張力。不過，張大力醫師也提醒大家，所有的抽脂手術，都必須依照個人的健康情況與需改善的程度進行衡量，並要慎重選擇專業醫師，以免瘦身不成反傷身。

3D安全抽脂（S.A.F.E）的抽脂方式，是先抽取深層的脂肪而不去動淺層的脂肪，原因在於淺層的脂肪如果去動它，就容易有凹凸不平的問題發生，所以在淺層的脂肪，會利用平均化的方式來把脂肪層打散，順便還可以緊實皮膚。不過，如果已經接受過較熱的溶脂手術後，是比較難再運用3D安全抽脂（S.A.F.E）來解決，原因在於過熱的能量已在脂肪層中產生許多的疤痕組織，要再剝離重抽會比較麻煩，而且疤痕組織是最難控制的。

3D 安全抽脂（S.A.F.E）步驟

S：Separation of fat 脂肪分離　A：Aspiration of fat 脂肪抽吸

F：Final 脂肪層安全測試　E：Equlization of fat：脂肪平均化

3D 安全抽脂（S.A.F.E）特色

1. 術前專業評估

脂肪分為淺層和深層脂肪，淺層脂肪、深層脂肪各有不同的抽脂方式，須避免不當作法而導致凹凸不平的問題產生，安全有效的身材雕塑，專業醫師的量身專業評估，了解脂肪層厚度、分布範圍以及和肌肉的比例，評估正確、才能提供安全有效的抽脂方法。

2. 3D 脂肪定位分析

張大力醫師提到：「術前透過 3D 脂肪定位分析檢測，能確實了解施作者的脂肪狀態和條件。」根據施作者的條件和期待值，評估

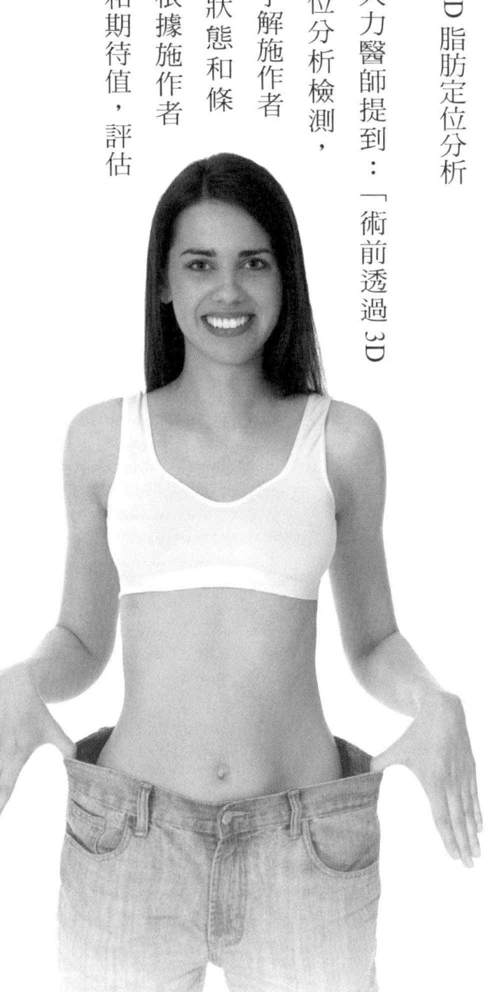

規劃適合的方式。

3.超音波有效抽脂並加強肌膚緊實效果

3D 安全抽脂（S.A.F.E），除了有效在深層脂肪組織減少脂肪分佈，並在皮膚淺層進行有如電波拉皮緊實的效果，可增加膠原蛋白的收縮，皮膚可更顯細緻與張力，改善鬆弛的皮膚。

4.日本安心麻醉低疼痛

抽脂手術，安全最重要。3D 安全抽脂（S.A.F.E）以局部麻醉方式，出血量極低，修復快，不影響生活作息，只需帶著一顆愉快的心，便可以輕鬆享受美麗。

5.全套完整醫療級護理

遠距離二十四小時線上監控，術後二十四小時完整追蹤，把抽脂手術風險降至最低，安心安全受付。

體脂肪形成之主要因素

「其實脂肪細胞並不會變多，只會變大，很多人都誤會了。」張醫師表示，因此抽脂是要讓脂肪細胞「變小」，並非讓脂肪細胞的數量「減少」。人類出生時，脂肪細胞至青春期就已經固定，但是分佈受很多因素控制，包括遺傳、種族、性別、荷爾蒙等等，其中最主要的原因有以下幾種：

- ■ 食物提供
- ■ 能量過多
- ■ 賀爾蒙失調

■代謝效率降低

脂肪又分為淺層以及深層，淺層在皮下脂肪層，內含豐富血管網絡，提供營養，並有潤滑關節的作用，較容易去除；深層脂肪一般常見於女性的臀部、腹部、大腿，在身體中已經根深蒂固，要減較為困難。這也解釋了許多人拼命地減肥，臉部很容易瘦下去，小腹或大腿卻不容易瘦的道理了。

理想體脂肪率

「如果不清楚自己是否過胖算一下 BMI 值就知道了」張醫師說。身體質量指數簡稱 BMI，是目前被認定為評斷肥胖程度的指標。計算方法為：體重（公斤）÷身高 2（公尺），可知道身體體脂肪率，就是體內脂肪的比率。男性超過百分之二十五；女性超過百分之三十就是肥胖。

維持最佳體脂肪率的最終目的，就是去除過多油脂，但是許多人試過坊間流傳的千百種方法後，最後求助於美容診所進行抽脂手術，希望求得一個治本

理想體脂肪率 BMI 值

性別	＜ 30 歲	＞ 30 歲	肥胖
男性	14-20％	17-23％	24％ 以上
女性	17-24％	20-27％	30％ 以上

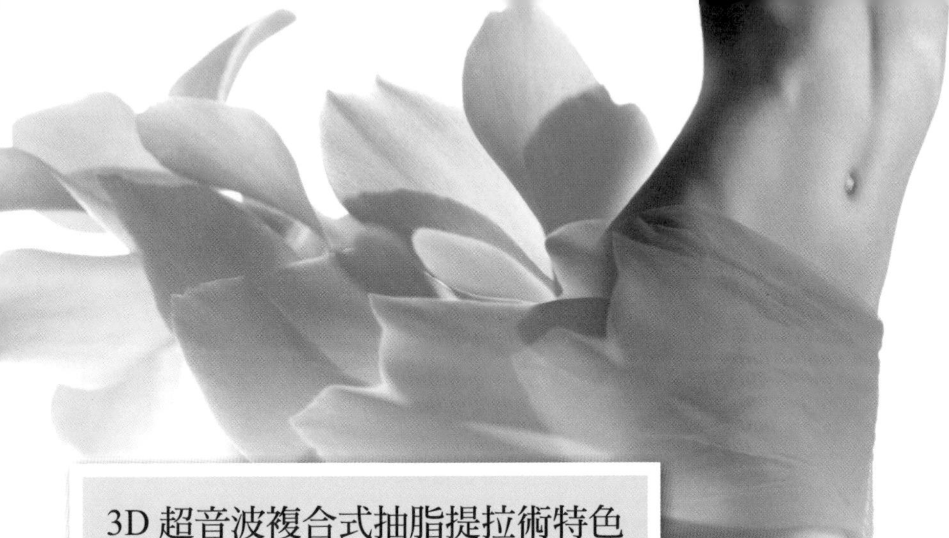

3D 超音波複合式抽脂提拉術特色

- 出血量少
- 術後少疼痛
- 不易破壞過多的血管與組織
- 超音波震盪利用水的能量乳糜化脂肪細胞快速抽出
- 抽過的部位比較均勻，皮膚的外表較為平順

的方法，而抽脂確實能讓身體達到降低體脂肪的最大效能。

3D脂肪檢測定位分析 vs. 專業評估

「抽脂手術適合全身過度肥胖的朋友，尤其是皮膚彈性，脂肪囤積集中的人，抽完之後效果非常明顯。」張醫師分析，隨著醫學技術進步，現代發展出許多新式抽脂技術，對於想快速雕塑身材的朋友是一大福音！

「如果只是要雕塑局部部位，那超音波抽脂效果很好，可以處理比較厚硬的脂肪。」張醫師分析。超音波抽脂手術是利用超音波震動，軟化脂肪細胞，保留血管完整，大幅降低出血量。較易處理臀溝、背部、肩膀等比較厚、硬的部位；由於震動的能量較強，一些較淺的表層脂肪，也可以改善。因為不容易破壞血管、神經等組織，出血量少，超音波抽脂比起傳統高負壓抽脂來得安全，術後出現的淤青顏色不會過深。

如果病患先用超音波進行抽脂，加上3D雷射溶脂，可以讓抽脂更為平均。且因雷射溶脂光纖管小，幾乎很多部位都可以使用，特別是表淺的地方，效果不錯，而雷射溶脂所產生的熱能，能發揮拉皮膚緊縮組織的效果，讓皮膚更為緊緻，解決皮膚鬆弛問題。不論是在安全性、效果、滿意度、減少併發症上，都有較好的保障。

案例 21 × 24歲・CANDY

我是CANDY，二十四歲。夏天到了，人人都穿上好看的短褲短裙，但我因為大腿屁股很胖，都不敢穿很短。張大力醫師利用儀器，分析我的皮下脂肪竟然有五公分厚！利用超音波抽脂手術，不但將鬆弛的臀部變小變緊實，而且整個身材也有窈窕曲線，今年夏天我終於敢穿上塵封已久的迷你短裙囉！

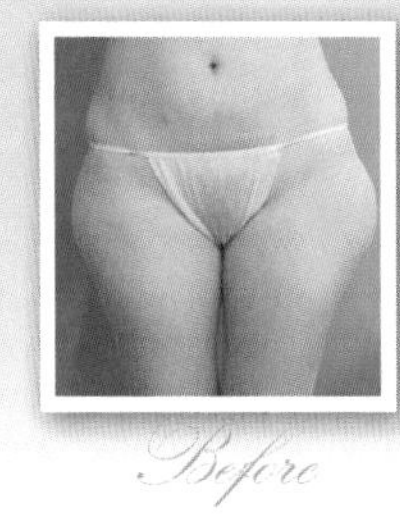

Before

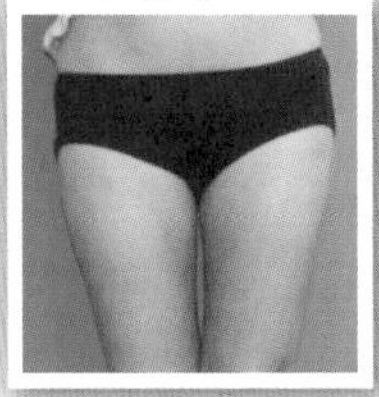

After

侵入式比較

「傳統的抽脂術，一次抽出量建議不要超過二千五百毫升，否則就需要輸血。」張醫師提醒，但由於科技的進步，目前所使用的3D超音波抽脂，出血量可降到最低的程度，因此抽出量可達五千毫升左右。

手術後造成皮膚表面凹凸不平的問題，是和抽脂技術有關，一般皮下脂肪應預留零點五公分左右，可讓油脂的表面呈現平滑狀態，也能加快消腫時間。

傳統侵入式手術比較

傳統侵入式手術	傳統抽脂	水刀抽脂	3D 超音波抽脂
原理	以導管穿過皮下 來回快速吸收	利用水壓沖刷脂肪細胞 再負壓抽吸	以高頻率超音波 震盪脂肪後 用抽脂機均勻抽吸
外表	控制不均 易造成皮下凹陷	抽量有限 效果不明確	抽出部位均勻 皮膚較平順
出血量	5% ~10%	少	少
脂肪栓塞	偶爾	少	幾乎沒有
給水量	少	多	多 約抽出量的 3 倍
術後	易破壞周圍組織 恢復慢	恢復比傳統抽脂快	恢復快速
效果	不明顯 抽取 2000cc 為限	效果不明顯	腹、腰、大腿及上臂等組織軟 所以效果明顯

案例 22 × 47 歲・小瑩

我是四十七歲的小瑩，學習瑜珈許多年，為了維持身材，曾經抽脂過；但術後雖然有瘦，皮膚表面卻凹凸不平，我嚇得不敢見人！只好找張醫師進行抽脂重整手術，終於還我平滑的皮膚，解決了困擾！

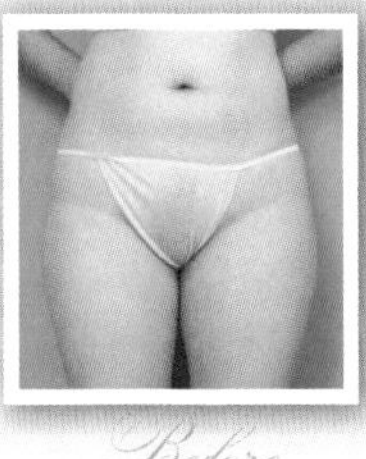

Before

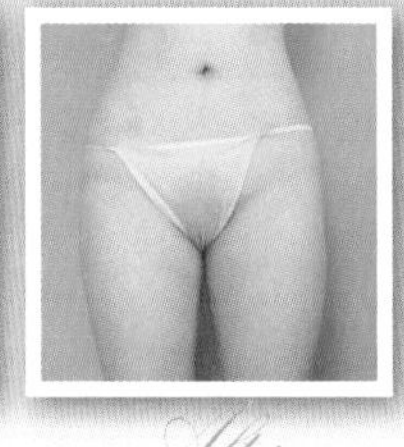

After

非侵入式手術

複合式雷射溶脂

「現在大家不僅要瘦又要緊實，羡慕名模的纖細手臂與長腿，但不管如何運動或是節食，總是難以達到理想，而現在雷射溶脂可以很快的達到效果，我有許多客戶都非常滿意。」張醫師分享。傳統抽脂雖然可以去除多餘脂肪，但需要開刀總讓人有些忐忑不安，然而「複合式雷射溶脂」，利用光纖讓能量來代謝脂肪細胞，搭配皮下抽脂技術，可以溶解脂肪，減少脂肪細胞的數量；且因為光熱作用能由內而外刺激膠原組織再生，大大提升皮膚緊實度，改善橘皮組織，具有局部雕塑的作用，改善鬆垮凹凸的現象，也不會出現術後硬塊及凹凸不平的現象。

相較於一般傳統的腹部抽脂手術，「複合式雷射溶脂」最大的特點在於傷口小、疤痕不明顯，瘀青的程度也大幅改善，而且手術時間短、照顧容易，對於忙碌的現代人來說，無論是大面積治療或局部體雕，都是很好的選擇。

冷凍溶脂

以真空壓力吸引住治療部位，對凸起脂肪，以攝氏五度能量在局部作用。因脂肪中的三酸甘油酯，在攝氏五度以下，會促使脂肪提早老化，經由人體的淋巴系統代謝排出。此手術需數次療程。術後的一至二個月，在代謝過程中會逐漸減少脂肪，達到瘦身的效果。但因為每個人代謝能力不同，如代謝較差的人，就無法將脂肪代謝出，效果較不明顯。

標靶震波溶脂（UltraShape）

並非適用於全身，僅適用於局部，如腹部、大腿、側腰等小部位。以非侵入、無傷口的方式，震碎並破壞脂肪細胞，達到減少細胞數量的目的。需

張醫師安全抽脂手術特色-日本麻醉方式（非全身麻醉）

日本流行的麻醉方式，即硬膜外高位麻醉，是屬於局部睡眠無痛麻醉。張大立醫師以人性化的需求為主要考量，特別選用此種方式，除了手術中有深層止痛效果之外，對於術後的疼痛及不適感也大大的降低；另外可以免除全身麻醉插管所產生的不適感、降低風險，術後還可以立即止痛，全程採用舒眠的無痛控制。

進行多次療程。儀器術後，須配合適當的運動及飲食習慣，由於無傷口，脂肪的減少亦有限。

分齡塑身作戰計劃

「不同的年齡，減肥的需求不同，要量身訂做才是最有效的！」張醫師表示。因為不同年齡的女性，脂肪囤積的部位不一，減肥抽脂也要有不一樣的方法，才能有效的針對不同的身材，打造漂亮曲線。

案例 23 × 22 歲．庭庭

我是庭庭，現在二十二歲，雖然還很年輕，但因為工作是平面網拍模特兒，身材一定要維持得很瘦，為了讓 曲線更均勻，我去找專業的張醫師諮詢，醫師評估過後，發現我上半身其實剛好，只要下半身再瘦一點就更完美了，於是他幫我進行翹臀抽脂提拉術，手術後不僅 case 變多，還接到了以前從來沒接過的腿部的平面廣告！

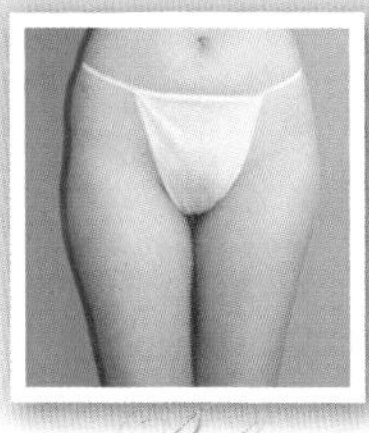

Before

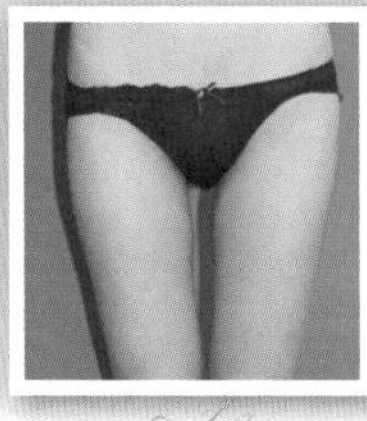

After

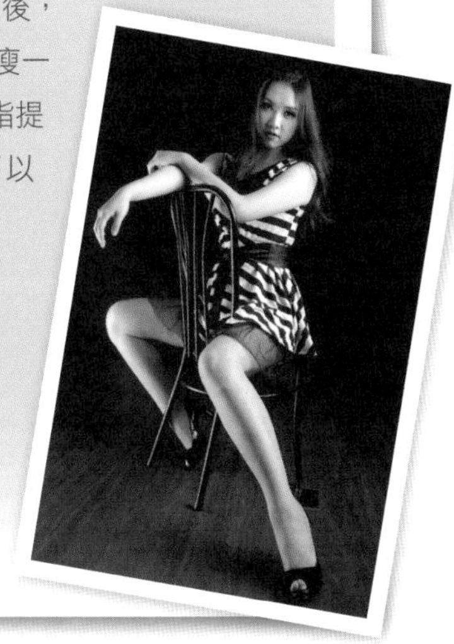

雙十年華——翹臀抽脂提拉術

「二十歲左右的年輕人，都希望自己有窈窕的曲線，但常常事與願違許多年輕小姐上半身可能不胖，但下半身卻有些臃腫。」張醫師說明。二十幾歲時，脂肪通常囤積在臀部及大腿，很難瘦下來。這時的重點就不在體重，而是雕塑身材。利用3D超音波複合式抽脂術可以軟化又厚又硬的局部脂肪，讓全身線條緊實，散發年輕活力。

三十魅力——3D複合抽脂提拉術

「三十歲時，身體代謝機能漸漸變慢，加上可能剛生完小孩，全身看起來會有些臃腫。」張醫師分析三十幾歲的成熟年紀，可能會因為生產的關係，身材

案例 24 × 35 歲・江太太

我是三十五歲的江太太，老公是北京富商，他知道我天生愛美，特地在結婚十周年時送上現金紅包，讓我去整形變得更漂亮。我一直很不滿意手臂跟腹部，老覺得太胖鬆垮，所以請張醫師幫忙。張醫師耐心聽完我的心聲之後，決定幫我做 3D 複合抽脂提拉術。做完之後，我的手臂跟腹部變得很緊緻結實，我很滿意，與老公的感情也更好了！

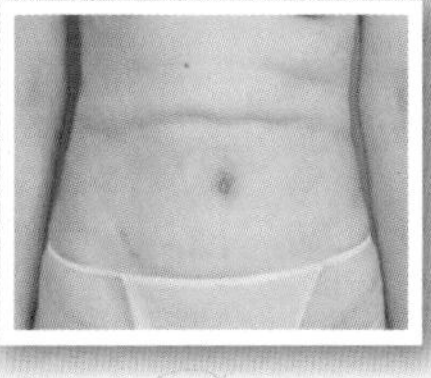
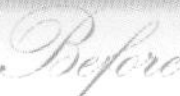
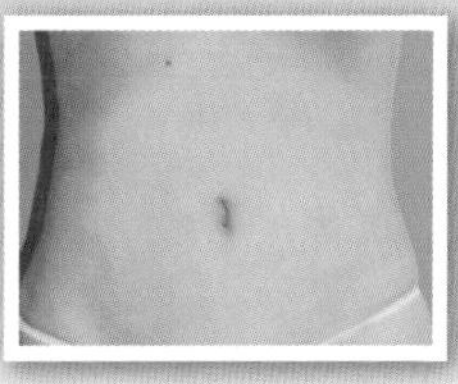
After

略顯豐腴，全身線條圓潤。如果想要恢復窈窕身材，需要的就不只是局部雕塑，而是全身抽脂，才可以有效的瘦身。

四十嫵媚——腹部塑形術+3D複合抽脂提拉術

「四十歲的婦女，由於卵巢功能下降，荷爾蒙分泌量減少，脂肪容易跑到腰腹堆積。我有許多客戶都面臨游泳圈漸漸變大的困擾。」張醫師分享。生完孩子後，腹部脂肪堆積更嚴重，妊娠紋加深，利用腹部塑形術與3D複合抽脂提拉術，可以明顯改善腹部鬆弛及妊娠紋，恢復年輕魅力！

健康管理食譜

抽脂後的飲食

「抽脂後，雖將體內的過多脂肪去除，但後續的保養和飲食也很重要」張醫師提醒，根據調查，八成以上的民眾竟有不良飲食習慣，體質傾向不健康的酸性。利用抽脂過後的飲食調整，是維持健康美麗的最佳時機。

一般而言，人體的代謝物會透過腎臟、肺臟的運作，將血液維持在穩定的弱鹼性（介於ph值7.35至7.45之間）。但在循環代謝的過程中，負責滲透、運輸的體液會包容、負擔許多排不出去的老舊廢物（如二氧化碳）。這些物質累積得愈多，組織液會變酸，就變成了我們所謂的「酸性體質」。

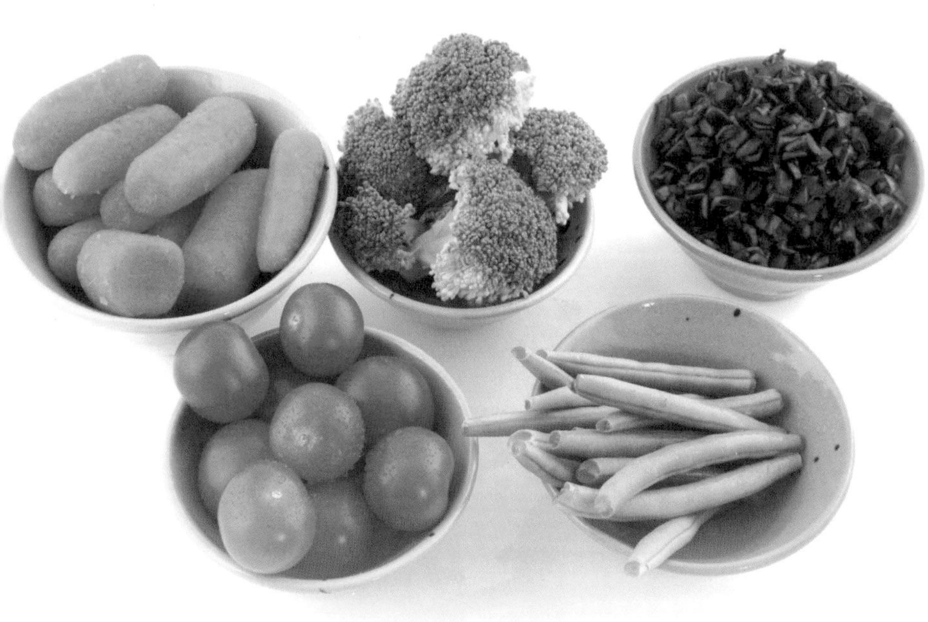

人體體質的酸化，可說是「百病之源」，根據統計，百分之八十五的痛風、高血壓、癌症、高血脂症等受術者，體質較偏向酸性，長久下來會影響健康和身材。

東京風采鹼性食譜

「普洱茶較不傷胃，可空腹喝，而且是鹼性的，早上起床先喝一杯好的普洱茶暖胃，打坐及暖身運動後，再吃早餐，可以幫助調整體質。」張醫師建議，人體在睡眠時，會製造很多的二氧化碳，經過一夜的代謝後，身體偏酸。

所以，醒來的第一餐一定要吃鹼性的食物。台灣人最常當作早餐的燒餅、油條、豆漿、蛋餅、麵包、漢堡、三明治……等，都是酸性食物。如果作為一天開始的早餐就讓身體酸化。張大力醫師根據專業醫學知識與護理經驗，規劃了以下為幾種鹼性食譜，可當作早餐的參考：

1. 早上喝杯普洱茶：普洱茶不傷胃，並有利於身體的代謝，並減少血液中的脂肪。
2. 蔬果五七九：建議蔬菜加水果每日攝取量，學齡前兒童五份、女人七份、男人九份，每份三十公克。
3. 烹飪時儘量不加人工調味料。
4. 慎選低糖好油。
5. 常吃小米粥，加上海苔、芝麻粉，或啤酒酵母粉幫助消化。
6. 蔬果汁，天氣較冷時要記得加薑黃。冬天最好不要食用。
7. 多喝紅豆蓮子湯，可幫助血液循環。
8. 番薯或番薯粥，補充膳食纖維，幫助消化與排便。

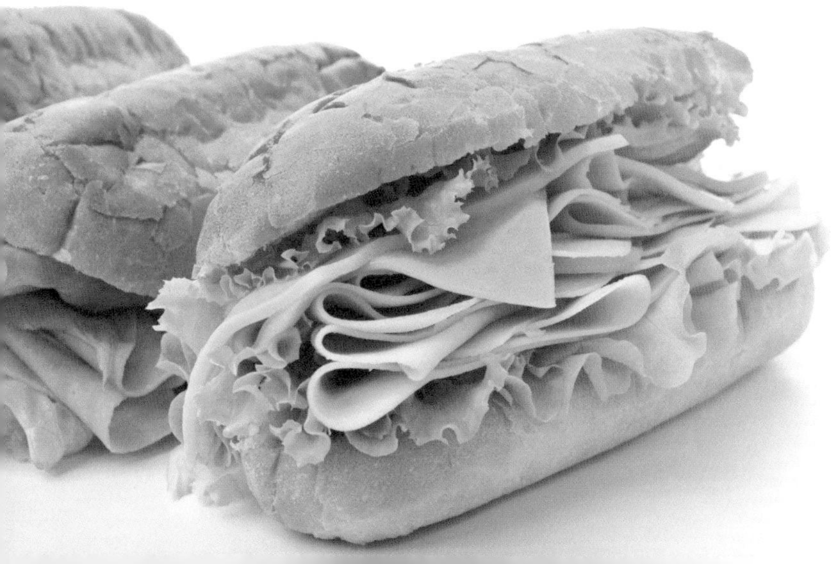

鹼性食品
（建議多攝取）

食品		鹼度
乳蛋類	蛋白	3.2
	人乳	0.5
	牛乳	0.2
豆類及製品	扁豆	1.8
	大豆	10.2
	紅豆	7.3
	豌豆夾	1.1
	豆腐	0.1
蔬菜類	蒟蒻粉	56.2
	紅薑	21.1
	菠菜	15.6
	撮菜	10.6
	芋	7.7
	萵苣	7.2
	紅蘿蔔	6.4
	小松菜	6.4
	京菜	6.2
	百合	6.2
	三葉菜	5.8
	馬鈴薯	5.4
	牛蒡	5.1
	高麗菜	4.9
	蘿蔔	4.6
	南瓜	4.4
	竹筍	4.3
	地瓜	4.3

食品		鹼度
蔬菜類	蕪	4.2
	小芋	4.1
	蓮藕	3.8
	大黃瓜	2.2
	茄子	1.9
	洋蔥	1.7
	薇	1.6
菇類	香菇	17.5
	松茸	6.4
	玉蕈	3.7
海藻	裙帶菜	260.8
	海帶	40.0
醬菜	黃蘿蔔	5.0
	什錦醬菜（福神菜）	1.3
水果類	香蕉	8.8
	栗子	8.3
	草莓	5.6
	橘子	3.6
	蘋果	3.4
	柿	2.7
	梨	2.6
	葡萄	2.3
	西瓜	2.1
嗜好品	葡萄酒	2.4
	咖啡	1.9
	茶	1.6

酸性食品（抽脂完避免食用）					
食品		酸度	食品		酸度
乳蛋類	蛋黃	19.2	豆類	落花生	5.4
	乳酪	4.3		蠶豆	4.4
魚貝類	鰹魚片	37.1		豌豆	2.5
	鯛魚卵	29.8		油炸豆腐	0.5
	魷魚	29.6		略炸豆腐	0.2
	小魚干	24.0		味噌	0
	鮪魚	15.3		醬油	0
	章魚	12.8	蔬菜類	慈菇	1.7
	鯉魚	8.8		白蘆荀	0.1
	鯛	8.6		紫菜（乾燥）	5.3
	牡蠣	8.0	穀物	米糠	85.2
	生鮭魚	7.9		麥糠	36.4
	鰻	7.5		燕麥	17.8
	蛤蜊	7.5		胚芽米	15.5
	干貝	6.6		碎麥	9.9
	魚卵	5.4		蕎麥粉	7.7
	泥鰍	5.3		白米	4.3
	鮑魚	3.6		大麥	3.5
	蝦	3.2		麵粉	3.0
肉類	雞肉	10.4		麩	3.0
	馬肉	6.6		麵包	0.6
	豬肉	6.2	嗜好品	酒糟	12.1
	牛肉	5.0		啤酒	1.1
	雞肉湯	0.6		清酒	0.5
			油脂	奶油	0.4

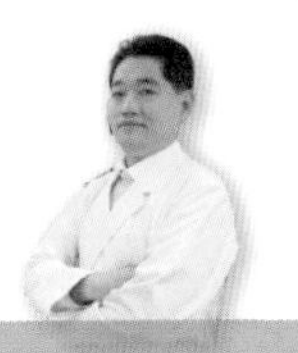

張醫師小叮嚀

在確認要施行抽脂手術之前，應該特別抽空與專業醫生進行深度諮商。

「抽脂手術在醫美來說算是比較重大的手術，術前的準備必須要更仔細。」張醫師慎重提醒。任何手術之前最好跟醫生討論手術的範圍、可行性、使用的方式，以及器械，為了讓身體保持良好狀態，若有家族遺傳疾病、用藥史、慢性病或過敏請事先告知，在手術前兩週需避免刺激性食物，如煙、酒、咖啡等，且術前四到六小時禁食，包括開水、飲料。

手術當天最好有家屬或朋友陪同，穿著以舒適、寬鬆為主，並素顏，不要配戴假髮、首飾等，若要淋浴要用抗菌肥皂以免感染。事前徹底預防，能避免不必要的困擾，讓療程更順利。並且應避開婦女經期、妊娠前後。

3D超音波抽脂方式的注意事項

傷口護理

1. 傷口保持乾燥、勿碰水，術後一兩天仍有液體滲出，此為正常現象，術後隔日返診護理人員予以換藥、人工皮覆蓋，會協助清洗塑身衣。之後可間隔一天回診換藥。

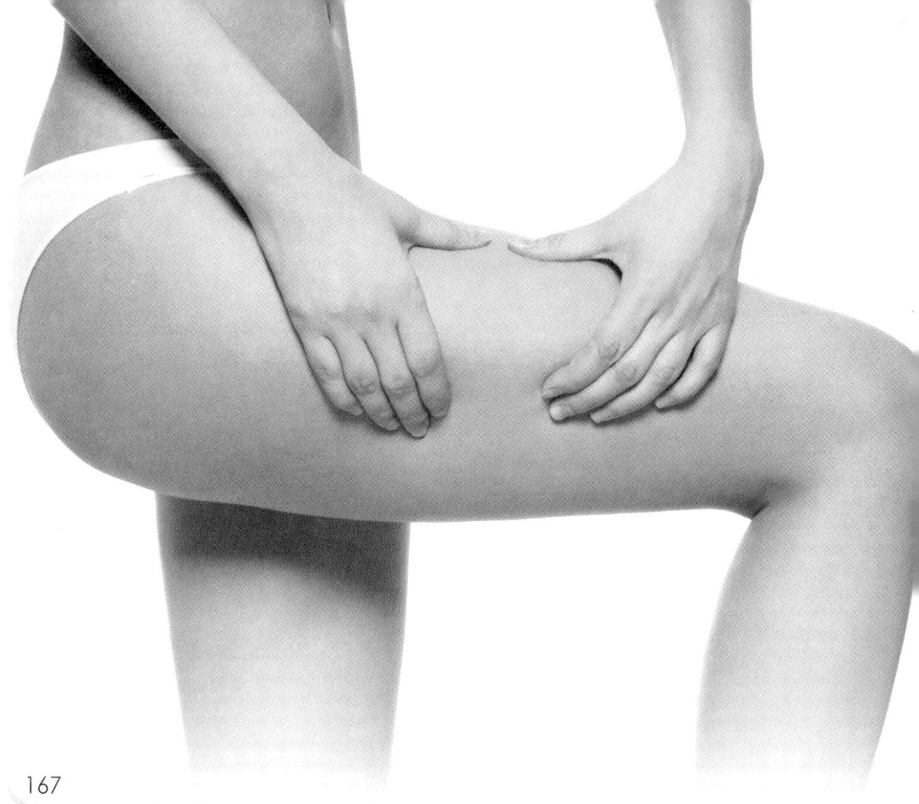

2.術後請二十四小時穿著塑身衣（褲）勿自行脫除，至少兩週以利減輕腫脹；塑衣褲若穿太久，產生皺摺必須拉平才有壓迫效果。若在穿著情況下感某部位有特別腫脹不適，可用雙手手掌按壓以利消腫（塑身衣至少穿著三至六個月）。

3.術後十天內因抽脂部位正在復原中，切忌揉捏動作避免造成腫脹。

4.術後腫脹第三天最腫，約五天後開始消腫，若恢復自然需一至二週以上時間，期間可回診接受照護。

5.建議可休息二到三天，初期會有腫脹、瘀血及痠痛現象都是正常的，平時可適當靜態行走及泡溫水可幫助消水腫及退瘀青。

10.術後飲食需調整，建議可以多吃鹼性食物、綠色蔬菜，避免肉類還有油炸食物。飲食控制至少三個月，可參考鹼性食譜。

11.傷口拆線時間為第七天，換藥當天會予人工皮覆蓋，傷口癒合至少三天；傷口可碰水後，一個月內洗澡請用淋浴，勿泡澡、三溫暖及泡溫泉，避免造成腫脹受傷。拆線後可使用美容膠，以保持傷口癒合，美容膠可使用至二到三個月。

12.抽脂手術抽掉的是脂肪，所以在體重方面不一定會有明顯的改變。

13.抽脂治療結果，會有少數人有色素沉積的現象，期間可配合去疤膏及美白產品改善，視情況需要，術後半年後可以經由雷射治療改善疤痕色素。

藥物飲食

1.術後會給予七天份消炎止痛藥，需要時視傷口復原狀況，決定是否延長服藥時間。

2.傷口恢復期間避免食用刺激性食物而影響傷口癒合，如：咖啡、菸、酒、茶等。

3.術後初期可先從清淡蔬果類飲食及少量多餐開始食用。

4.可多吃高蛋白食物以促進傷口癒合，例如：魚湯，魚肉，虱目魚粥等。

5.恢復期間，診所會提供消腫茶幫助快速消腫。

6. 抽腹腰者應避免穿著有鬆緊帶的褲或裙；抽臀腿者應注意保持髖關節及膝關節大於九十度（腳盡量伸直勿彎），偶爾活動一下、晚上睡覺可抬高雙腳超過心臟（身體平躺腳墊枕頭），以促進血液循環。

7. 抽手臂者注意手肘關節勿長時間彎曲，偶爾可將手臂高舉，手指做「抓握運動」再放下，以促血液循環。

8. 術後第十天須回診，開始按摩抽指部位，促進脂肪層疤痕組織軟化，避免不平感，至少按摩二至三個月。

9. 請適量攝取水分，睡前勿喝太多水，可避免腫脹，多吃高蛋白食物（如：魚、肉、蛋、豆、奶）採清淡飲食，初期避免刺激性食物（如：咖啡、菸酒、茶、辛辣食物）而影響傷口癒合。

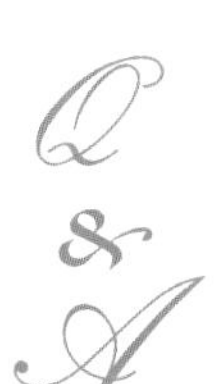

Q 安全抽脂的原則是什麼？

A：

1. 安全原則應該是找尋專業醫師操作，避免環境感染這些風險，有些人在抽脂過程中感染，大都是因為環境消毒不確實，至於時間、抽取量及拿掉多少表面積，均會因抽脂方式有所差異，而且每種方式的安全量和範圍都不一樣。

2. 每次抽脂時間不要超過四到六小時。

3. 每次抽脂量不要超過四千到六千毫升。

4. 每次抽脂部位不可超過體表面積的百分之

四十。

5.抽脂手術後須有完善的術後照顧。

Q 超音波抽脂有什麼好處？

A：可以降低出血量，減少術後疼痛，方便醫師判斷抽脂範圍，避免術後凹凸現象，同時可以抽出比傳統抽脂術更多的脂肪，達到更理想的塑身效果。

Q 抽脂後就不會復胖了嗎？

A：利用抽脂減少體重跟脂肪，在現階段能維持窈窕，但就如同感冒看醫生的道理一般，如果沒有照顧好身體，還是會再度感冒的，因為抽脂之後對於體重的微持，必須靠自己來努力喔！

Q 如何防止復胖？

A：建議一天攝取不要超過一千五百大卡熱量，並避免久坐，以免造成下半身脂肪囤積。定時運動、均衡飲食，避免吃消夜，保持三千至五千毫升的水分，幫助體脂肪的代謝，如此一來，就能遠離肥胖的困擾。

2-10 迷你抽脂腹拉術

3D脂肪檢測定位分析 VS. 專業評估

張大力醫師表示：「女性在二十五歲時，皮膚就會開始老化，肌肉漸漸鬆弛、組織彈性變差，甚至到三十歲以後，脂肪細胞會開始往下半身堆積，令肚子變大又鬆垮。」女性在懷孕過程中或肥胖過後所造成的腹部外突，有時腹部筋膜過度拉扯，導致筋膜層、腹直肌鬆弛甚至斷裂，使腹壁往外凸起，這樣的情形無法靠單純的抽脂來改善。複合式抽脂拉皮手術能對鬆垮的腹部，產生

案例25 × 46歲・淑芳

我是淑芳，四十六歲的年紀，生完小孩後，代謝更是緩慢，脂肪似乎全跑到腹部去了，小腹也越來越凸出。年輕時的褲子，因為太窄太緊，全都不再能穿，照鏡子時，妊娠紋也非常明顯，我因此越來越沒自信，只敢穿一些寬鬆的衣服來掩飾。老公因此讓我去張醫師的診所做腹部拉皮手術。神奇的是，做完之後我竟然恢復以往的苗條曲線，以前的漂亮衣服褲子，又可以拿來穿了！現在我恢復了自信，不僅外表年輕，連心也跟著年輕了起來。

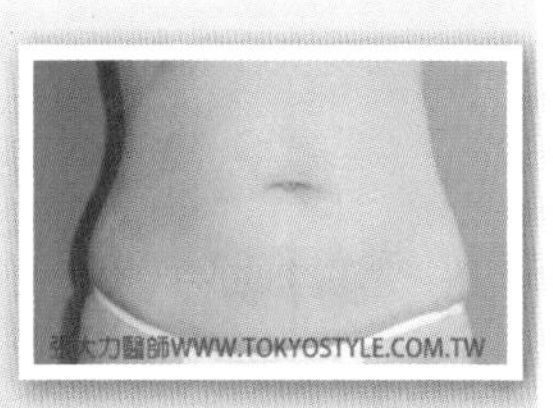

Before

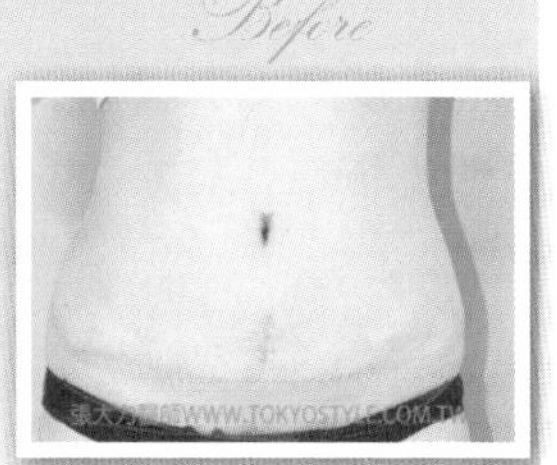

After

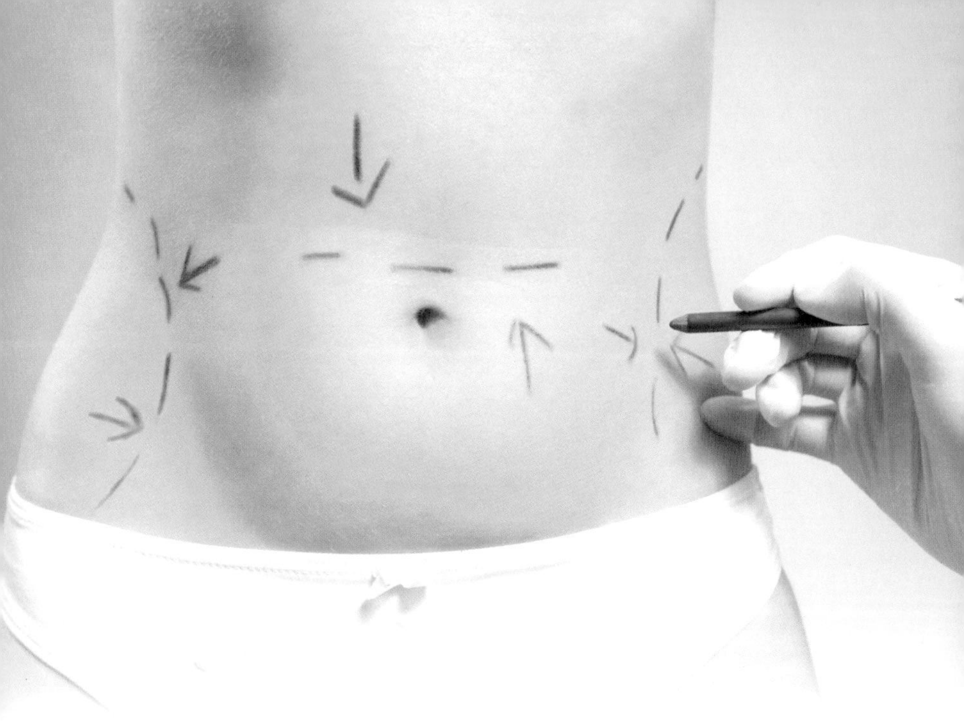

立竿見影的效果，使身體快速回復年輕S曲線。

以下就來探討腰圍粗大的成因，大致可分為四種：

腰圍粗大的成因

「許多想做腹部拉皮的朋友，都是因為覺得腰圍太粗，身材走樣。」張醫師分享。腰圍指的是腹部，由表皮、皮下脂肪、肌筋膜包住腹腔而形成。其範圍包括肋骨以下、恥骨以上，是美容外科最廣的領域。腹部腰圍太粗，指的便是腹部膨大。其原因有以下幾種：

1. 腹腔膨大：

除了疾病之外，常見的是中央型肥胖。脂肪囤積在腹腔的內臟及腸胃，此種肥胖會合併高血壓、高血脂、糖尿病。醫學上有減肥的必要，可惜整形手術幫不上忙！

2.肌筋膜鬆弛：

腹宜肌及其筋膜是繃緊腹腔最重要構造。但是若過度擴張，肌筋膜就會像橡皮筋一樣彈性疲乏，使得腹腔向前膨出。女人產後若是體重不變，肚子卻縮不回去，原因往往是腹直肌分離，筋膜鬆弛，整形手術時以內視鏡作筋膜摺疊修補，繃緊腹腔，便可恢復曲線。

3.皮下脂肪囤積：

腹部是皮下脂肪容易堆積的區域，其厚度與其身體狀況、年齡、遺傳、性別、荷爾蒙等有關。皮下脂肪正常厚度是一公分，超過兩公分就算肥厚，皮下脂肪囤積以抽脂手術治療效果很好。肥厚的肚皮平均可抽除五百至兩千西西的脂肪。皮膚若是彈性良好，抽脂之後皮下纖維收縮，腹皮厚度每減少一公分，腰圍便可以縮減四公分。

4.皮膚鬆弛：

慢性肥胖或是懷孕時肚子很大的女人，腹部皮膚可以撐至相當大的面積。曾有生孕多胞胎的女人，懷孕時所增加的肚皮卻縮不回去，像穿圍裙一樣，此種狀況便適合施行拉肚皮手術。

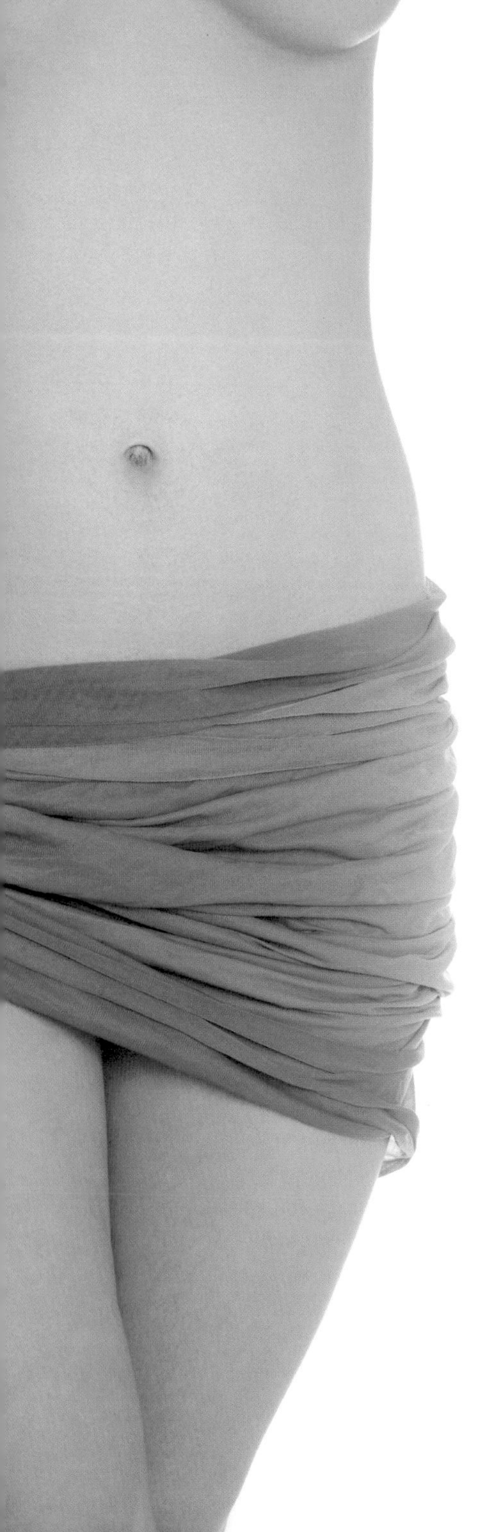

張大力醫師迷你抽脂腹拉術手術特色——合併抽脂與腹拉術雕塑身形

1. 3D定位分析

可對腹部脂肪層及筋膜層鬆弛度做定位分析了解，透過3D影像圖，可了解脂肪層次的分佈及筋膜層鬆弛的面積，專業量身規畫施作者在改善鬆弛的皮膚問題時，並且可同時處理脂肪堆積的問題。

2. 德國 3D 超音波抽脂

利用不同的頻率將深淺脂肪震碎，能有效抽取脂肪，張大力醫師重視脂肪平均化及再分布的特性，可避免抽脂後的凹凸不平，超音波的熱能更可緊實皮膚，讓曲線塑形更窈窕。

3. 德國 Goretex 抗疤痕縫線：

採用德國最新 Goretex 抗疤痕縫線，收口迷你微創，並隱藏於比基尼線下。

4. 日本最新組織膠：

降低出血和腫脹，縮短恢復期，加強塑型，傷口復原更加快速。

5. 局部麻醉：

日本最新美容局部麻醉方式，全程安心的美容無痛管理，大幅降低手術的風險。

6. 國際醫療品質：

提供日本最新同步的醫療品質管理，安心受付制度。

拉皮手術之比較

以下就針對各種現行拉皮手術進行分析，此手術大致上可分為兩種：

迷你腹部拉皮手術

主要針對懷孕後所造成的腹壁筋膜鬆弛或斷裂，或減肥後的皮膚筋膜、腹直肌鬆弛。迷你腹部拉皮手術，適合肚臍以下皮膚鬆弛、妊娠紋範圍較小，且集中於下腹部者。

腹部拉皮成形手術

大範圍的腹部拉皮成型手術，可從肚臍上緣至恥毛上方作修補拉緊筋膜層，並切除鬆弛的皮膚，在重新定

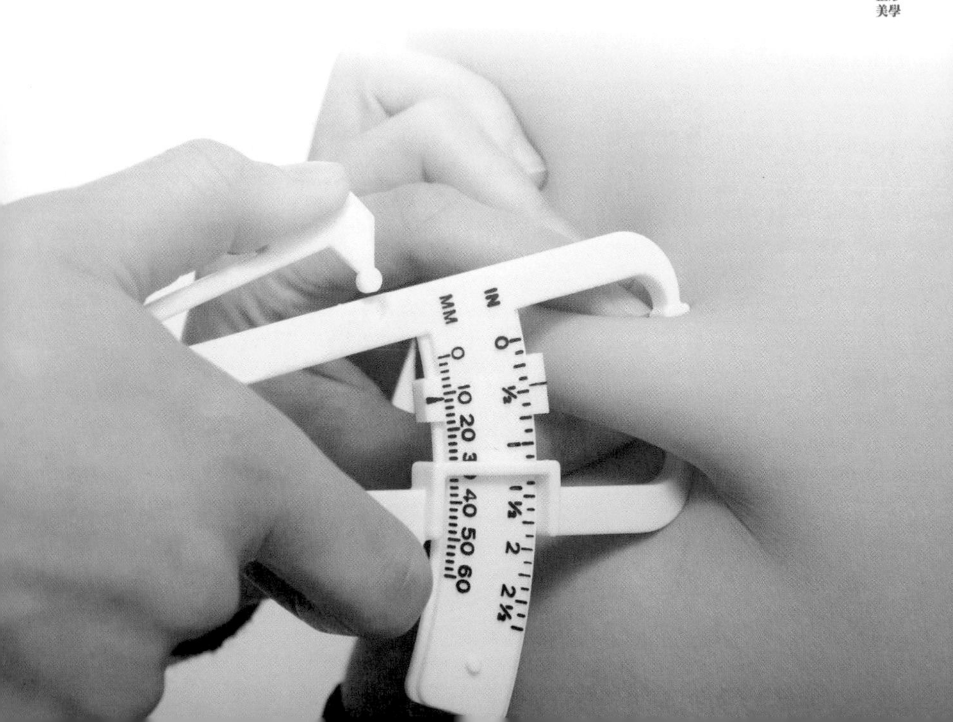

位肚臍位置後，來達到改善外觀的效果。腹部拉皮手術後，腰圍可減少二到四吋，可有效改善腹部突出的外觀。

新式腹部拉皮手術

「如果是怕痛的人，或是不想要傷口留下太大的疤痕，現在有許多新技術可以運用。」張大力醫師分析。一般會以傳統拉皮手術，來處理產後妊娠紋與腹部鬆弛，但是需要下半身麻醉，而且手術範圍廣、傷口大，往往會令人心生畏懼。如果是沒有傷口的電波拉皮，費用又太過昂貴，而且皮下肌膚容易不平坦，鬆弛問題也無法徹底解決。目前比較新的方式為「超音波抽脂」搭配「雷射溶脂」，即可還給產後婦女青春美麗的腹部。

超音波抽脂手術

超音波抽脂手術是利用超音波的震動，乳糜化脂肪細胞的隔膜，大幅降低出血量，對於臀溝、背部、肩膀等脂肪較硬厚的部位效果顯著，也可以改善腹部皮膚鬆弛、凹陷等後遺症。因為不容易破壞血管、神經等組織，比起傳統抽脂來得安全，術後出現的淤青顏色不會過深，而且復原快速。

3D雷射溶脂

如果先用超音波進行抽脂，複合3D雷射溶脂進行雕塑，可以大幅減少皮膚凹凸不平的狀況產生，讓抽脂部位更為平均的推展。因雷射溶脂光纖管小，很多部位都可以使用，特別是表淺的地方，效果更佳；而雷射溶脂所產生的熱能，能發揮拉皮膚緊縮組織的效果，讓皮膚更為緊緻，如此也解決了皮膚鬆弛問題。採用這種方式進行抽脂手術，不論是在安全性、效果、滿意度、減少併發症上，都有更好的保障。

電波腹部拉皮

女性生產後，恢復期大約是六星期的時間，在這黃金期裡也是恢復身材的最佳時刻，想要輕鬆恢復身材，除了運用腹部拉皮手術，在手術無法解決的妊娠紋，可以選擇現行醫美最夯的電波拉皮。

腹部拉皮手術，能將鬆弛的皮膚拉緊，但對於皮膚表面的妊娠紋，無法做到完全去除。此時可搭配非侵入式的電波拉皮，加強緊實表面皮膚，並淡化表面紋路，讓腰身線條更加窈窕。

拜科技之賜，目前最新的電波拉皮機，在治療時僅會產生些微的溫熱感，配合表面麻醉藥膏，完全不會有疼痛感，且術後只會在施作部位輕微泛紅，不會留下任何痕跡，過程既簡單、又安全。

腹部拉皮完整專業護理

腹部拉皮的術後照顧，前兩到三天建議多休息少走動，視個人狀況，兩到三週可完全恢復正常活動，搭配彈性塑身衣及黃金修護光等專業護理，能縮短恢復期，重現S窈窕曲線。

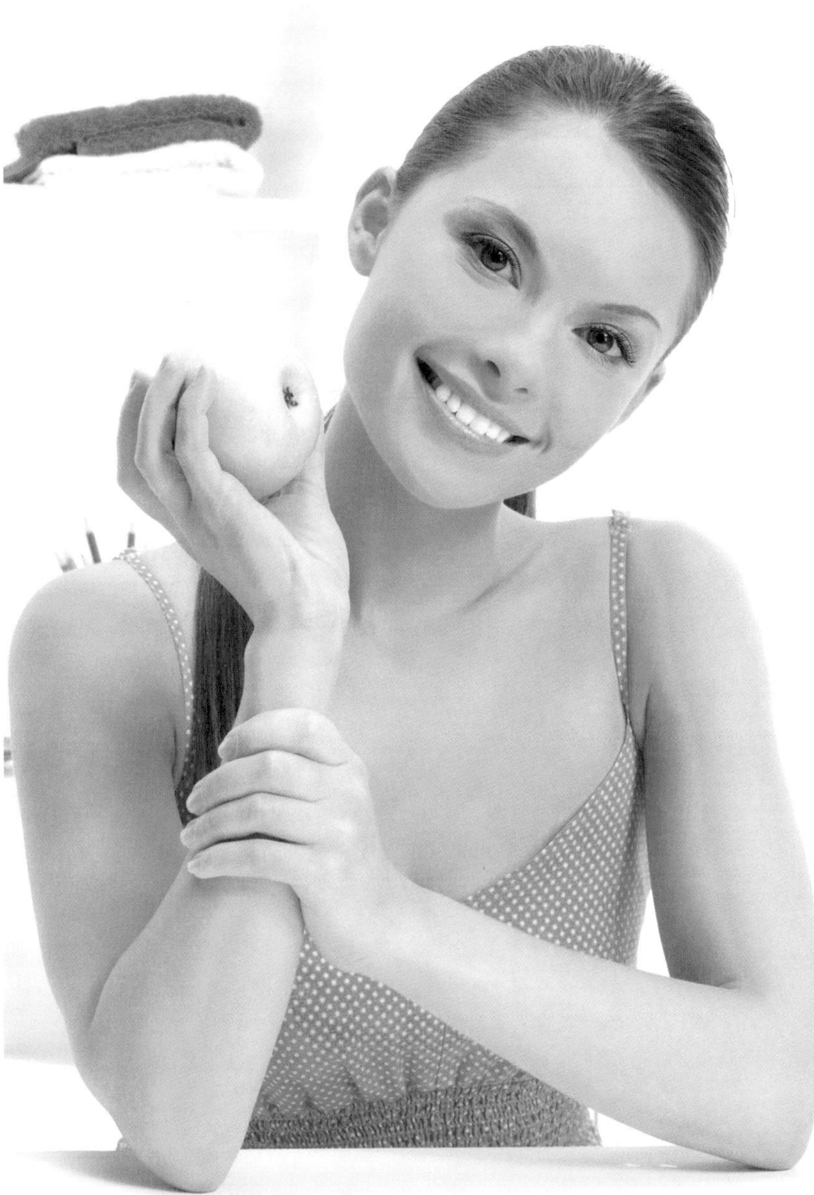

2-11

超音波狐臭抽吸術

人體的汗腺有兩種，一種是細小的分佈於全身，主要功用是排汗、調節體溫；另一種較大的腺體，稱為頂漿腺，其分佈在腋窩、陰部等特殊地帶，而其中又以腋窩為最多。當頂漿腺分泌出來的液體，受到滯留於腋下的細菌分解後，就會變為有臭味的液體，俗稱為狐臭。

以局部麻醉作狐臭手術，將腋下頂漿腺剝除。手術原理是利用如皮下抽脂的技術，以每秒超過兩萬次的超音波震盪來吸除腋下的頂漿腺，3D超音波的能量設計極為精巧，會震鬆頂漿腺脂肪之間的結構，讓

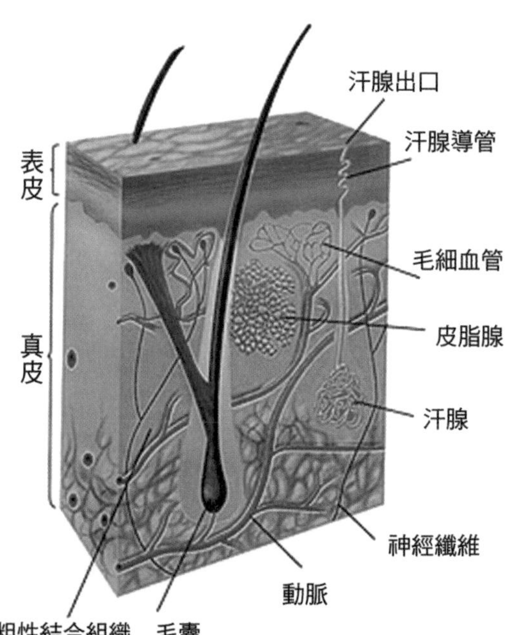

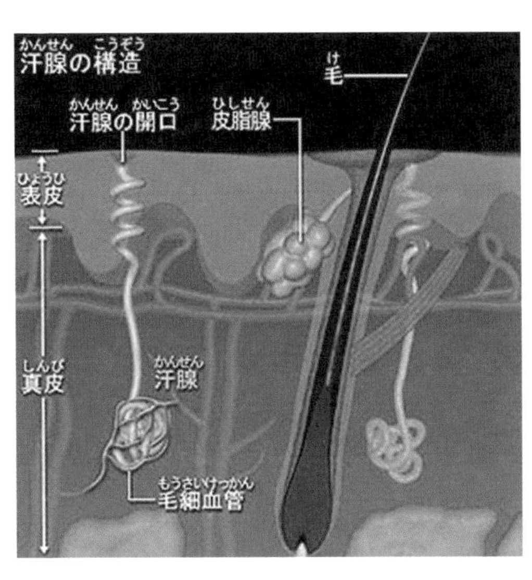

脂肪細胞產生爆裂，但對於神經血管等相對比較強韌的構造卻會保持他們的完整性，經由這種3D超音波震盪的手術治療，可以讓表淺皮下抽吸術的效果更佳，而且因為傷害減少，恢復期更短，術後傷口的護理簡單，不須住院，但是由於汗腺包含小汗腺和大汗腺，有些汗腺在深層，因此無法完全百分之百去除乾淨，但可以改善八至九成。

術後效果及相關併發症

手術效果會因個人體質、飲食習慣、生活作息、遺傳基因、性別等而有不同程度的影響。另外隱藏在深層的一小部分汗腺，仍會繼續排汗，因此不會百分之百完全去除多汗的問題。而有出血體質、長期服用阿斯匹靈、有糖尿病或紅斑性狼瘡等傷口癒合困難的病人，若施作手術，可能會有較高的併發症發生率。

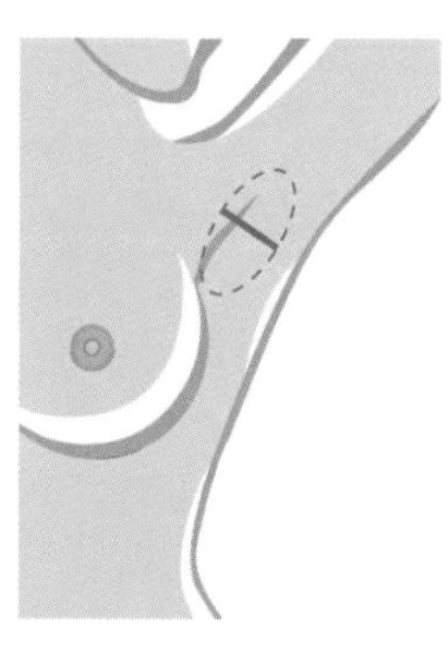

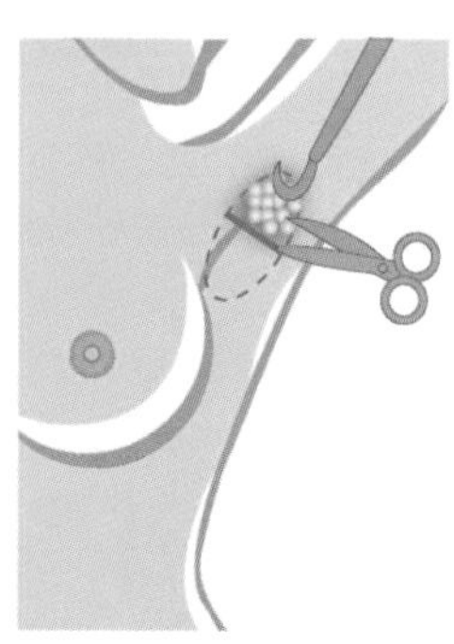

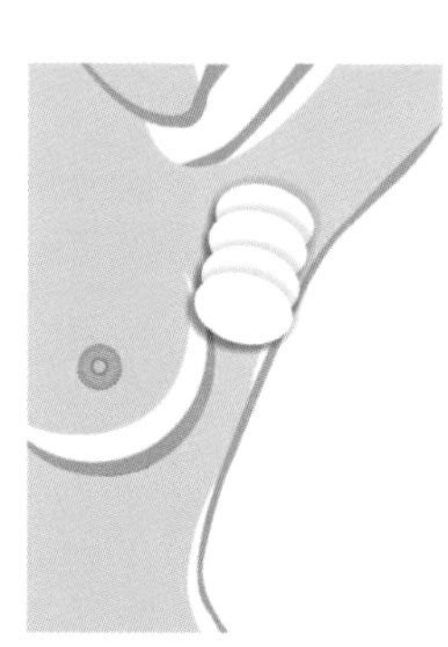

術後建議

1.作息正常，晚上十二點以前入睡。

2.定時定量運動。建議的運動是游泳、慢跑、有氧舞蹈等，其中以游泳對多汗的減少效果最顯著。

3.不吃喝冰飲、冰食，不喝酒、不抽煙。

4.飲食清淡、少吃大魚大肉、少吃口味重的食物、多吃輕食、多時蔬果。

5.維持健康適當的體重。

6.包紮處避免碰水，術後一週勿提重物或使腋下流汗。避免抽菸、喝酒以免影響傷口循環。

其他建議事項

1.手術後二十四小時，雙手請保持自然下垂。

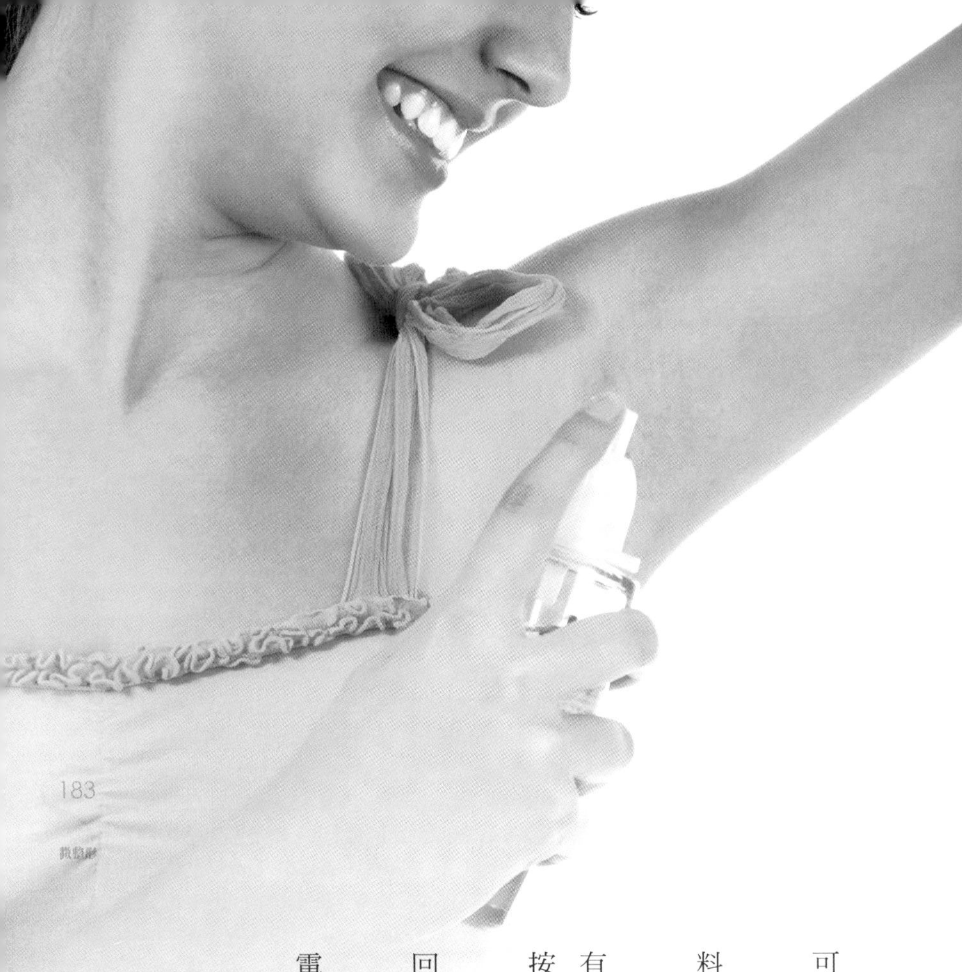

2.手術後一週避免劇烈運動，尤其不可有抬肩膀超過九十度之動作。

3.術後第三天，可自行換藥，取下敷料，塗上藥膏。

4.術後三個月內，腋下皮膚組織可能有厚硬現象，此屬正常，勿緊張，可加以按摩來改善。

5.傷口約十天後拆線，可於一個月內回診。

6.若有任何不明白之處，歡迎隨時來電詢問。

Chapter 3

日本注射式

回春美容

3-1 東京人氣破表的微整形

臉型的美觀除了年輕化以外，曲線的調整也能帶來另一種風貌，張醫師表示：臉型的立體美好比例是東方人五官特色建議達到的曲線改變，在日本都會型忙碌上班族的步調以注射劑型的美容選擇如玻尿酸、微晶瓷、肉毒桿菌等，能快速創造立體的五官，最能接近滿足現代人的需求，因為邊注射邊調整除了張醫師依客製化條件經 3D 影像模擬系統立體評估後可在電腦中立即專業作實體說明。

張醫師建議，傳統作法以填充自體脂肪來調整臉型，但是由於顆粒感較粗，精緻雕塑如眼周調整較不適合，最新的 3D VECTRA 影像圖可以依輪廓訂製立體鼻型和下巴弧度，較能實際達到客戶期待及減少溝通的誤差。

目前常見注射型的微整形材質，包含：瑞典非動物性蛋白玻尿酸、喬雅登（Juvederm）、雅得媚（Aquamid）、水微晶（Hya-Dermis）等，都可以達到臉部快速回春的目的，給你年輕自信的神采。

預約明星般的風采——
玻尿酸全臉快速回春雕塑Restylane

想要追求快速年輕美麗的方式，除了手術開刀之外，注射性的微整形亦可以達到這種理想效果！只是微整形時效較短需要定期做施打。

張大力醫師表示，玻尿酸劑型有分為各種不同大小的分子，依客戶臉型輪廓基質條件施行日本所謂的軟硬法則來雕塑，玻尿酸臉部回春塑形的過程就像蓋房子，大分子玻尿酸快速的塑造地基結構，小分子玻尿酸則可美化外觀，達到豐滿水潤的效果，只要巧妙運用，就能凸顯五官的立體美感。

玻尿酸主要存在於真皮層中，是人體皮膚主要的保濕因子。

但隨著年齡的增加，皮膚內的玻尿酸會逐漸流失，一旦到了三十歲，玻尿酸含量只有嬰兒期的百分之六十五；到了六十歲，更掉到只剩下百分之二十五。

玻尿酸流失後，會使肌膚真皮層的含水量大幅降低，漸漸失去原有的彈性與光澤，同時因為陽光、環境汙染的傷害，導致肌膚自我修護力跟著下降，進一步生成皺紋，黑斑等。據研究證實，皮膚中玻尿酸越多，肌膚越顯潤澤感，越能呈現青春亮麗的樣貌；反之不足時，會使皮膚乾燥、鬆弛，進而產生大量皺紋。

因此當組織之間充盈水份，肌膚就會處於一種舒適自然的狀態，散發光澤與彈性，讓人遠離皺紋與老態，這也是玻尿酸盛行一時的原因。

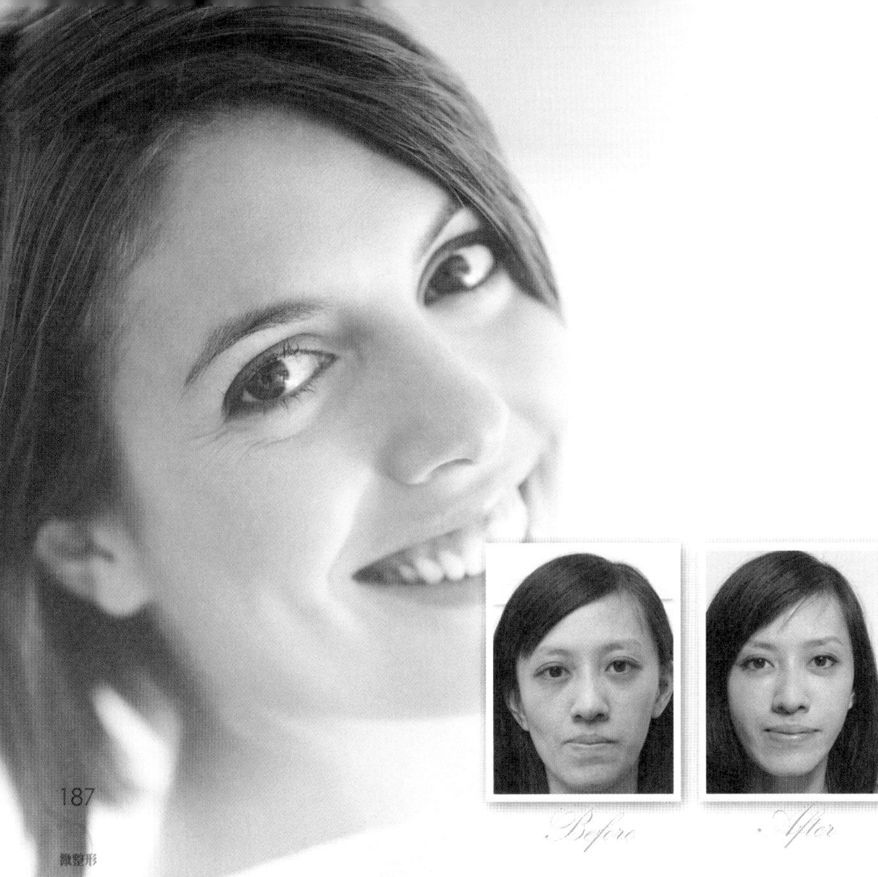

五官立體美容術——微晶瓷 Radiesse

張大力醫師表示，微晶瓷的成分是一種氫氧磷灰石鈣，也就是俗稱的骨粉，是人體牙齒及骨骼的礦物成分，此一牙膏狀填充物可用來填補組織缺陷如豐頰，或用來增加鼻根、鼻頭高度。微晶瓷類似人體組織中的無機成份「生物軟性陶瓷」，可刺激身體產生新的膠原蛋白，補回已經流失的膠原質，且不易位移。

微晶瓷隆鼻是注射式美容，沒有開放性的傷口，比起開刀隆鼻的風險低很多，完全沒有疤痕，幾乎無瘀青或無術後腫脹，只有因個人體質差異出現的術後些微紅腫。很多人早上預約，中午就進行微晶瓷隆鼻，局部冷敷退紅腫後，下午即可外出。而且療程短，有「五分鐘美容術」之稱。術後的鼻形，其外觀及觸感都非常的自然且柔軟，感覺就像是自已天生的，不會不舒服，微晶瓷隆鼻不但享有人工鼻骨形狀美挺、不位移的優點，而且擁有美容填充物的柔軟自然，又少掉全身麻醉的危險。

微晶線拉皮

張醫師依客製化條件，經由專業3D影像模擬系統評估，運用日式軟硬法則，改善客戶在意的法令紋凹陷及下垂的線條，提拉臉形弧度曲線。能拉提改善臉型線條、五官的比例重點、調整下巴曲線，改善因老化而下垂的臉部肌肉。

撫平歲月的痕跡——美國肉毒桿菌BOTOX

你有皺紋嗎？擔心臉部皺紋曝露出實際年齡？當年紀越大，隨著歲月增長，臉部自然也會留下老化的痕跡，這是由於地心引力的影響，加上陽光的曝曬，面部的表情會使得臉部的肌肉不斷的運動，而在臉上留下歲月的紋路。注射美國肉毒桿菌，可以讓鬆弛的肌肉放鬆，得到改善平滑肌緊繃的狀態，進而看起來更年輕。張大力醫師表示，女性所在意的抬頭紋、魚尾紋、國字臉等臉部曲線調整，都可以透過注射美國肉毒桿菌素來達到改善，只要十分鐘，就能輕鬆愉快享受年輕，肌膚也會幸福的微笑。美國BOTOX能有效具體改善額頭的皺紋、笑起來會看到的魚尾紋、或是使用表情時看到的皺眉紋、兔寶寶紋等動態紋，

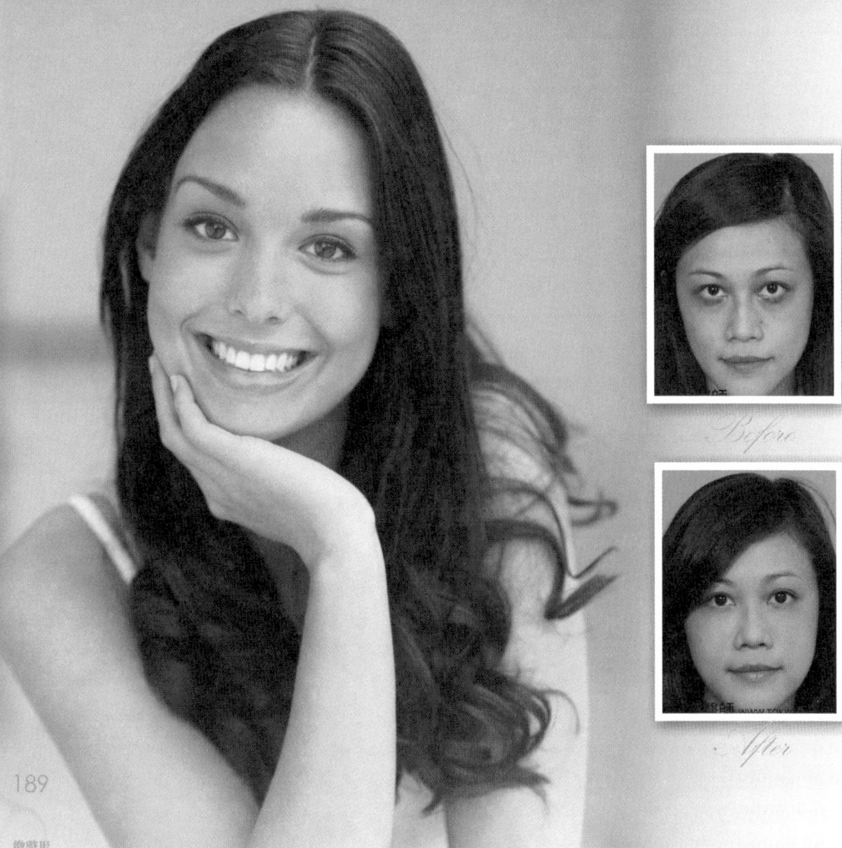

而且效果快速，一般而言 3~7 天便會看到除皺效果，依照個人體質狀況可維持三到六個月左右。

訂製V型娃娃小臉

臉型的樣貌，關係著對此人的好感度，修長的鵝蛋臉會讓人覺得容易親近，許多名模都能擁有高人氣，便是因為其擁有的鵝蛋臉，能拉近與人之間的距離，增加本身的好感度。反之四四方方的國字臉讓人覺得嚴肅，即使有清秀五官也讓外表打了折扣，好感度自然相對降低，透過注射愛力根 ®BOTOX，能修飾過度發達的咀嚼肌，達到人人稱羨的V型娃娃小臉線條，只要短短幾分鐘，妳也能成為瓜子臉美女。

美國肉毒桿菌全臉拉提

臉部輪廓的老化，呈現的就是一張就是經過歲月淬鍊的容顏，這類的老化現象往往讓人看起來老氣無神，除去考量拉皮整形手術之外，預算也是其中的選項之一，張醫師運用專屬提拉的注射式方法，運用美國愛力根 BOTOX 來修飾老化的線條，快速，有效，恢復快的回春方式。

向蘿蔔腿說再見

短褲短裙之下，原本該是雙修長的美腿，映入眼簾的卻是雙蘿蔔腿，不完美的線條常令許多美女感到困擾，而身體雕塑的方法很多，像是運動、控制飲食等，但偏偏這些對於改善蘿蔔腿卻沒有任何作用，擁有蘿蔔腿煩惱的美女大多是擁有亮眼外貌的空姐、專櫃小姐，或是服務員、護士、老師等，而為了消除蘿蔔腿，美麗的決定最後還是把這任務交給肉毒桿菌了，利用注射美國肉毒桿菌能控制肌肉收縮的原理，讓小腿平緩過度發達的肌肉來改善線條外觀的不完美，注射一次平均可以維持半年左右。

汗衛戰士——避免尷尬的手汗、狐臭

許多人都有體臭的問題，而大部分造成體臭的原因，是由於汗腺分泌旺盛所引起的，除了手術一途，利用美國肉毒桿菌可以擾亂細菌和阻斷汗腺的分泌，因為可以控制排汗的神經末梢，抑制產生排汗的化學物質釋放，臨床上可以明顯減少汗臭及多汗的程度，抑制多汗的效果約可持續六到八個月。根據最新的美國及歐洲的使用上指出，如果一次給予較高劑量則更可延長作用時間，平均可維持六到十八個月，而腋下出汗問題更可維持三到二十九個月。注射的過程約十分鐘，正好可以照顧到好發多汗的夏天。一般滿意度高達九成以上，是許多人的最愛。

3D 肌因再造——3D 聚左旋乳酸 (Sculptra)

人到了一定的年紀，水分漸漸流失，皮膚就會鬆弛，皺紋、法令紋逐漸加深，如果施打 3D 聚左旋乳酸 (Sculptra)，能刺激膠原蛋白增生，有效漸進地改善皺紋、淚溝及豐滿面頰、太陽穴。3D 聚左旋乳酸主要成份為聚左乳酸（Poly-L-lactic acid / PLLA），是一種與生物相容且能體內自行分解代謝的物質，已經有三十年的使用歷史，治療前不需進行皮膚過敏測試，非常安全。

3D 聚左旋乳酸進入體內後，會逐漸展現效果，通常分二到三次注射，每次之間相隔四到六星期，保持青春的效果最好。四到六星期後，肌膚深層持續增生的膠原蛋白，皺紋改善、鬆垮的肌膚變的緊實，效果持續長達約二十五個月。

喬雅登（Juvederm）

喬雅登（Juvederm）是一種凝膠狀的玻尿酸注射凝膠，由天然醣類聚合物經過特殊配方製成。將喬雅登注入皮下可適度增加體積，達到淡化細紋與皺紋的功效，於二〇〇七年由美國食品及藥物管理局 FDA 核准，效果可長達一年。

雅得媚（Aquamid）

雅得媚（Aquamid）是由丹麥 Ferrosan 公司所研發及製造，以類似人體組織的形態，提供自然、具彈性的觸感。較適合應用於面部軟組織的矯正，例如深皺折、皺紋、豐唇以及面部輪廓的塑型，所以雅得媚需要由專業醫師慎選處理。注射效果因人而異，最主要的評估需視調整部位而定。

水微晶（Hya- Dermis）

「水微晶」，也是一種名為「海德密絲」（Hya-Dermis）的玻尿酸，是由台灣科研生物科技公司設計研發的商品，具有五百倍吸水能力的強大的保濕功能，可用於皮膚軟組織的填補劑。與「凝膠式」玻尿酸相較，它屬於「顆粒型」的玻尿酸，而顆粒越大，支撐性就越強，效果也能維持更久，針對施作部位各有不同的考量，可於施打前與專業醫師進行討論。

美麗除了天生，還需要後天保養勤努力。坊間各

顧客基本資料

姓　名 /

出生日 /

電　話 /

E-mail /

診所地址 / TOKYO TAIPEI 日式整形診所&日式醫學美學中心

官方網站 / Tokyostyle www.tokyostyle.com.tw

預約電話 / (02)2358-1738（採事先預約制）

TOKYO TAIPEI Plasic Surgery | 東京風采 | ドクターチョウ日本美容若返り研究リツター 日本抗加齡美容教學研究 AETHETIC PLASTIC ANTI-AGING CENTER

東京風采 日式醫學 美容中心

注意事項

1.本卷需有東京風采簽章始生效力。

2.本卷使用期限至2013年7月31日，經塗改無效，偽造或變造本卷，依法究辦。

3.本卷限兌換體驗課程，不得要求折換成現金或退費。

4.本課程每人限用一次，一次僅能體驗一種課程。

5.東京風采保有隨時修改及終止本活動之權利。

6.本課程屬於免費尊寵體驗，一律採事先預約制度。

7.憑本券加購有機日本長壽茶（原價580元），可折抵200元。

請沿虛線剪下

請沿虛線剪下

項醫學美容選擇很多，除了勤擦保養品、控制飲食之外，快速無恢復期的微整形，最符合現代人的需求，協助初老或害怕開刀的族群，簡單快速的微整形可提供臉部輪廓的改變，增加年輕自信的風貌。

您適合施打玻尿酸？

玻尿酸會隨著年齡逐漸流失，所以肌膚裡的水份也會跟著減少，加上現代人生活習慣不佳，舉凡經常性熬夜、抽菸、嗜吃油膩性食物，都會導致臉頰看起來乾荒、凹陷或不夠豐滿。

此外，由於膚質太乾燥或因熬夜、過敏導致黑眼圈過深，看起來像是下眼窩塌陷或飽滿不足。還有下巴長度不足或前突不足，太陽穴或夫妻宮不夠飽滿，以及想要臉部快速年輕化的人，都可以藉由施打玻尿酸來改善，達到飽滿、緊實的效果。

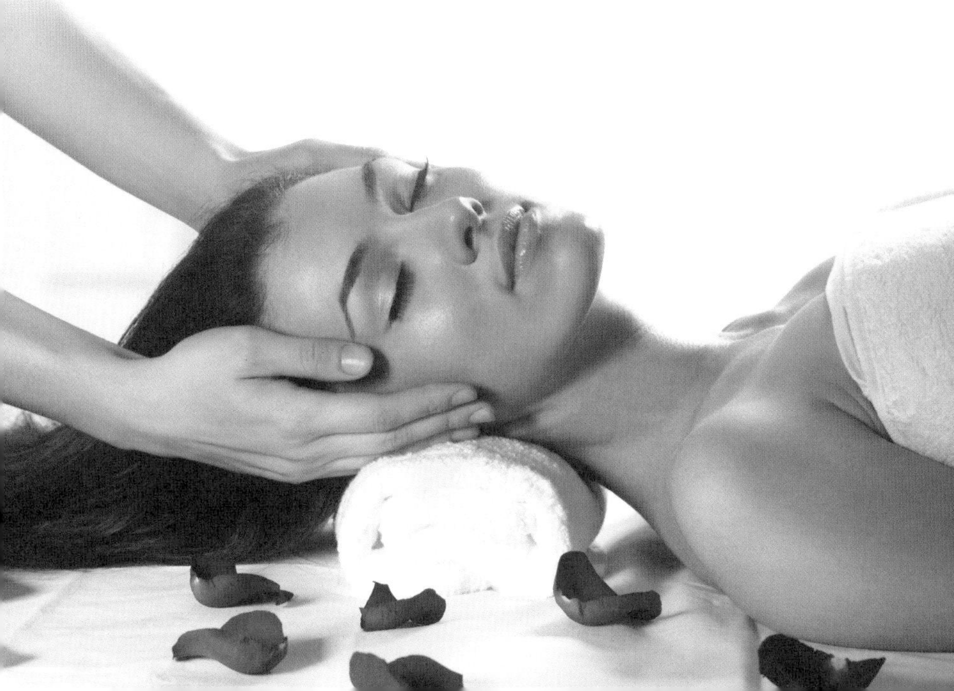

Q&A

Q 施打玻尿酸調整臉型的人，需有什麼準備？

A：避免服用抗凝劑，或阿斯匹靈類的藥物，以免瘀青產生。

Q 術後需要休息幾天？

A：術後不需休息。避免進入高溫場所，臉部加強濕敷，有瘀青時可擦粉掩飾。

Q 玻尿酸臉型調整後，需要按摩調整嗎？

A：不需要。施打後有時表面有不平感，約一週後會漸漸變平。

Q 請問施打後可維持多長的時間？

A：大分子玻尿酸（sub Q）約一年半至二年會被完全吸收，吸收程度每個人不同，可以視臉部吸收的情況再追加。

Q 一般臉形雕塑，需要施打多少的玻尿酸呢？

A：依據每個人臉型的不同而有所不同。除了術前的溝通，施打中與醫師的溝通，才能得到你想要的結果。

Q 打完玻尿酸塑臉後，可以在美容院作臉嗎？

A：可以。但須避免在施打部位按壓，才能延長玻尿酸的停留時間。

誰適合施作微晶瓷？

有些人天生臉部輪廓較不明顯，所以想要擁有立體的下巴或鼻型，讓自己的五官更加深邃，施作微晶瓷可適當調整鼻尖或山根，也可運用在豐頰與下巴，使其達到理想的堅挺、圓潤。

Q&A

Q 微晶瓷（Radiesse）是什麼？

A：微晶瓷是一種合成的生物軟性陶瓷，其主要成分為羥基磷灰石鈣（Calicium Hydroxylapatite），簡稱 CaHA。此成份已經被廣泛應用在醫學產品多年，目前也被運用在醫學美容上，做皮下填充劑的使用。

Q 微晶瓷之功能為何？

A：微晶瓷為中度至重度臉部皺紋和皺摺矯正的皮下植入劑。其效果是填補臉部皺紋與凹陷，改善鼻部或下巴的臉型輪廓。可見的效果在第一次治療期間，就有明顯改善。

Q 注射微晶瓷植入劑是否有任何的副作用產生？

A：請和您的醫師討論關於微晶瓷可能會有的副作用。最普遍的副作用是發紅、瘀傷，或腫脹。這些副作用通常只持續一陣短暫的時間並逐漸穩定自然。就像一般皮膚注射的治療過程，會經歷注射後的反應期。至今未有微晶瓷的不良反應與排斥發生（超過

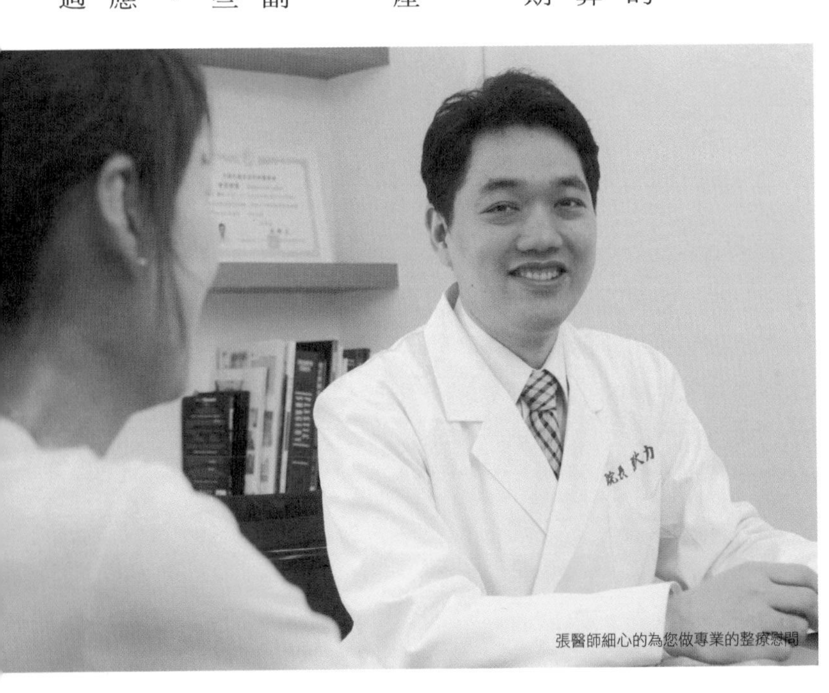
張醫師細心的為您做專業的整療慰問

一百萬單位的療程）。建議在治療前，將您可能經歷過的任何副作用向您的醫師報告。

Q 微晶瓷是否為永久性的植入劑？

A：不是，微晶瓷是一種長效性、可分解的植入劑，在接受注射後，經過一段時間，微晶瓷會緩慢的藉由身體的新陳代謝被分解，此過程會因個人新陳代謝的速率不同，而有所差異。

Q 微晶瓷是否可以注射在其它植入劑（物）之上？

A：根據實際臨床應用，微晶瓷可注射在存有其它植入劑的治療部位上，如膠原蛋白或玻尿酸等植入劑，但不建議注射在其它永久性植入劑（物）上。如有其它療程問題，請洽詢您的醫師。

Q 受術者需要經過幾次的微晶瓷治療呢？

A：大部分受術者在接受一次的治療後，即可達到滿意的療效。只有少數者需要做後續的微調填補。若有其它期望值，建議與醫師做進一步的討論，以達到理想的治療效果。

Q 微晶瓷的療效可維持多久？

A：治療的效果將因人而異。在臨床上的研究，接受過微晶瓷治療，其療效約可持續一年半至兩年，但每個施作者視其情況不同會有所差異，這些條件包括個人年齡、膚質、生活型態、以及其肌肉組織的活動力等。

Q 在微晶瓷的療效上，還有需要注意的事項嗎？

A：在電腦斷層掃描（CT Scans）下，微晶瓷植入劑是能被看見的。原因在於微晶瓷的 CaHA 成分會顯現在上述檢查中。但這並不會影響您健康檢查或診斷，只須在檢驗時，向您的醫師或檢查人員說明有接受過微晶瓷治療的情況即可。

Q 微晶瓷是否通過衛生署許可？

A：是的，微晶瓷已通過了歐盟 CE Mark 與美國 FDA 的臉部塑形適應症的許可。在台灣，微晶瓷（瑞得喜植入劑）也通過衛生署許可，許可證號為行政院衛署醫器輸字第 019007 號。

Misko 韓式 4D 隆鼻術

所謂的「MIS」是指微創手術（Minimally Invasive Surgery），強調沒有疤痕、沒有手術切口，利用縫線刺激的原理來改善鼻型。

此方法，還可以針對「點、線、面」作立體 3D（Three-dimensional space）的鼻形矯正，再加上英文「Delicate」有突破傳統之意，進一步還可修飾成精美、玲瓏、細緻及秀氣的鼻形。

大部分亞洲人常見的鼻子問題，包括：鼻頭圓、鼻翼寬、低鼻樑，總給人感覺鼻子不夠秀氣（女）或英挺（男），Misko 韓式 4D 隆鼻術都可輕鬆幫助改善。

333 美麗提顏瘦頰術

美麗不是神話，在科技日新月異的今日，享受安全、快速的「變美麗」並非夢事，只要把握「美麗三重奏」，就能讓我們的今天比昨天更年輕！

美麗三重奏：三個療程，每次三分鐘

1. 美麗一重奏：先在咀嚼肌注射肉毒桿菌，讓肌肉萎縮，再將稀釋後的肉毒桿菌

注射於皮內，讓肌膚達到拉提緊實效果。

2. 美麗二重奏：在兩頰無毛髮處施打光波拉皮，將肌肉再次拉提。

3. 美麗三重奏：視個人情況，適度在下巴注射玻尿酸，讓整張臉達到拉長的立體效果。維持期限也較傳統的肉毒桿菌為久，長約一年，效果也更為顯著。

除了「美麗三重奏」的搭配方式，還有其他輕鬆變美的塑型療程與實際功效，一併讓你知道。（詳細內容可至院所進行諮詢）

美國玻尿酸全臉提拉塑型

可刺激細胞生長、協助膠原蛋白和彈力蛋白新生，藉此改善臉部細紋、凹陷，補回流失的臉部肌質，重塑臉部黃金比例。並可修飾嘴角細紋、填補下巴、提拉下半臉老化曲線，呈現臉部的立體效果。

美國 Botox 重點拉提

運用「中胚層療法」（mesotherapy）使皮膚緊緻，可快速改善細紋、消除國字臉，還能提供重點拉提（眉尾、下巴與脖子），塑造V線條的視覺效果，成就「小臉美女」的明星神采。

東京風采中胚層美塑療法

擁有一個立體的臉型，除了具有年輕魅力，更可提升好感度。而決定臉蛋大小的變因有很多，以保養的「柔性手段」要達到V臉效果，不是不可能，但過程「緩不濟急」，效果也相當有限。原則上，除了「整形削骨」手術之外，利用最新微整形的方式，也能為你無痛打造V臉肌，且成效快速顯著，風險也最低。

醫學美容

醫學美容的計數日益精進，現代人除了延長壽命之外，更注重身體的延緩老化，除了著重健康飲食風，因應趨勢的「不動刀」微整形也因運而起，成為時下最夯的整形方式。

以下就新型拉皮手術的種類與方式，來作簡單說明：

美國電波拉皮

電波拉皮是一項安全，非侵入式的全方位緊緻療程，能夠幫助肌膚回歸平滑、緊實，並能修飾鬆弛的線條，恢復年輕的曲線！

療程快速，術後不會有任何傷口，且不影響正常

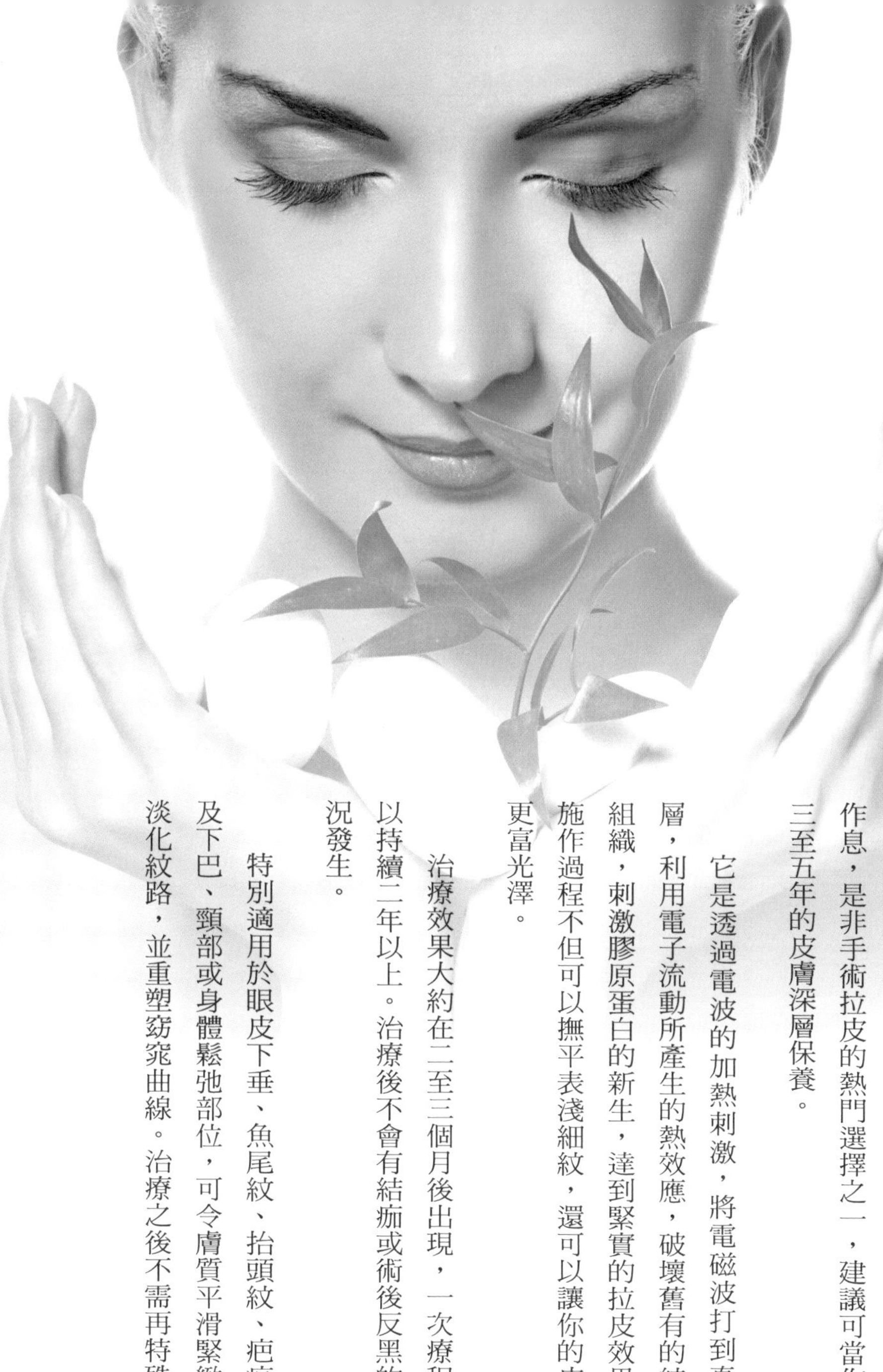

作息，是非手術拉皮的熱門選擇之一，建議可當作每三至五年的皮膚深層保養。

它是透過電波的加熱刺激，將電磁波打到真皮層，利用電子流動所產生的熱效應，破壞舊有的結締組織，刺激膠原蛋白的新生，達到緊實的拉皮效果。施作過程不但可以撫平表淺細紋，還可以讓你的皮膚更富光澤。

治療效果大約在二至三個月後出現，一次療程可以持續二年以上。治療後不會有結痂或術後反黑的情況發生。

特別適用於眼皮下垂、魚尾紋、抬頭紋、疤痕，及下巴、頸部或身體鬆弛部位，可令膚質平滑緊緻、淡化紋路，並重塑窈窕曲線。治療之後不需再特殊處

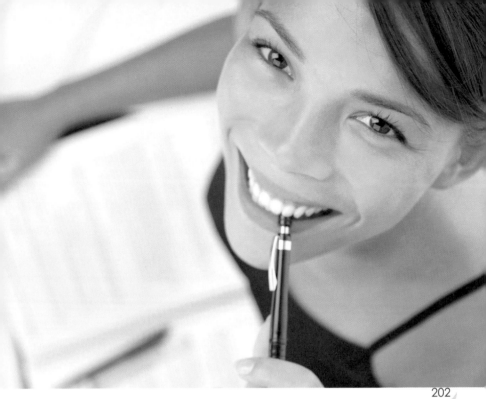

理，但如果配合加強保濕護理及多使用防曬乳液，可以讓效果更持久。

美國飛梭雷射（Fraxel）

皮膚是身體最大的器官，一旦肌齡老化，幾乎無一處可倖免。若不願以手術侵入的方式來改善情況，就可選擇無痛又有效的美國飛梭雷射（Fraxel），又稱「晶鑽飛梭」，以分段式的光學煥膚，促使深層膠原蛋白的增生，由點（逐步）到面（全面），撫去擾人的歲月痕跡，讓整體皮膚重現水亮Q彈。

施打飛梭雷射（Fraxel），治療快速，且沒有傷口，無需使用麻醉，以獨特分段式科技，達到撫平皺紋、改善膚質、淡化斑點、均勻膚色的效果。

美國光波拉皮

光波拉皮技術是以特殊的探頭，將紅外線光波的能量，均勻準確的導入深層真皮層，讓膠原蛋白立即收縮，刺激膠原蛋白的增生與重組，進而達到緊緻肌膚的目的。

非侵入式的療程，兼顧安全，治療後不會產生任何傷口，且能維持長時間的緊緻效果。由於光波拉皮的不只能緊實、拉提皮膚，更能達到塑形的功能，可讓輪廓更顯立體感，看起來更加年輕。除此之外，由於能溫和吸收黑色素，也大大降低返黑的機率。

且術後不會有任何傷口，可立即上班，不影響生活作息。可改善黯沉膚色、去除淺層細紋，讓臉部更加明亮立體，並使雙頰、身體各部位更顯緊實彈性。

美國脈衝光

脈衝光（Pulsed light／Flashlamp）的研究開始於一九九〇年，以色列的科學家艾克斯（Eckhouse）博士，嘗試利用弧光燈作為光源，以高脈衝的方式輸出含有過各種波長的光線。脈衝光的作用光譜相當廣泛，大約是五百五十到一千兩百微米波長的光線，很像是七彩的霓虹的光，所以又被稱為「彩光儀器」。由於皮膚組織，對不同光波的吸收與散射有各有不同的反應，脈衝光系統可以選擇相對應的光波，處理皮膚的各種問題。例如黃色至橙色的光線會作用到皮膚上紅色的血管，紅光的光線可以用於色素清除。

經過波長的選擇，脈衝光可以模仿各種雷射的輸出模式，用來改善各種皮膚老化問題，像是暗沉、膚色不均、黑眼圈等等，都能利用脈衝光震碎色素斑塊、淡化黑色素，還原亮白膚色。

美國淨膚雷射

美國淨膚雷射是利用「選擇性的光熱療法」原理，以及「光震波」的特性，可累積熱量，提高穿透肌膚真皮層效用、拉提臉部鬆弛肌膚，重建膠原蛋白結構及增生、恢復肌膚光澤與彈性。以皮膚中的黑色素作為標的，雷射光束會被黑色素及刺青的多重色素吸收，所累積的熱效應瞬間將治療標的擊碎，再由人體的吞噬細胞吸收、代謝、移除這些在皮膚呈現的不規則色素斑塊。大幅提升整體治療效率、並降低治療疼痛感及安全迅速達到完美改善效果。

淨膚雷射可改善刺青、紋眉、雀斑、曬斑、胎記、蒙古斑等膚色不均的問題，也可縮小毛孔、改善痘疤、細紋。治療後因為皮膚較為脆弱，要特別注意保濕和防曬，使用防曬係數 SPF30 以上之防曬產品，更完整的隔離紫外線對皮膚的傷害。

無論是脈衝光或雷射等，如果符合以下的條件，你可能就不適合做光療：

1. 最近一個月內曾經過度日曬陽光者
2. 對陽光會產生過敏反應者
3. 接受光敏感治療或服用光敏感藥劑者

4.服用 Accutane 者（至少要停藥3個月以上）

5.懷疑有皮膚病變者

6.懷孕者

7.免疫系統異常者

光療術後注意事項：

1.治療後可立即上妝，但一週內應加強保濕、注意防曬。

2.治療後如有些許紅腫、溫熱感乃為正常現象，此時可使用冷風機或冰敷袋鎮定，必要時醫師會給予藥膏使用，通常於幾個小時後就會逐漸退去治療後於表淺色素斑或皮膚暗沉部位，會出現黑色點狀的細微

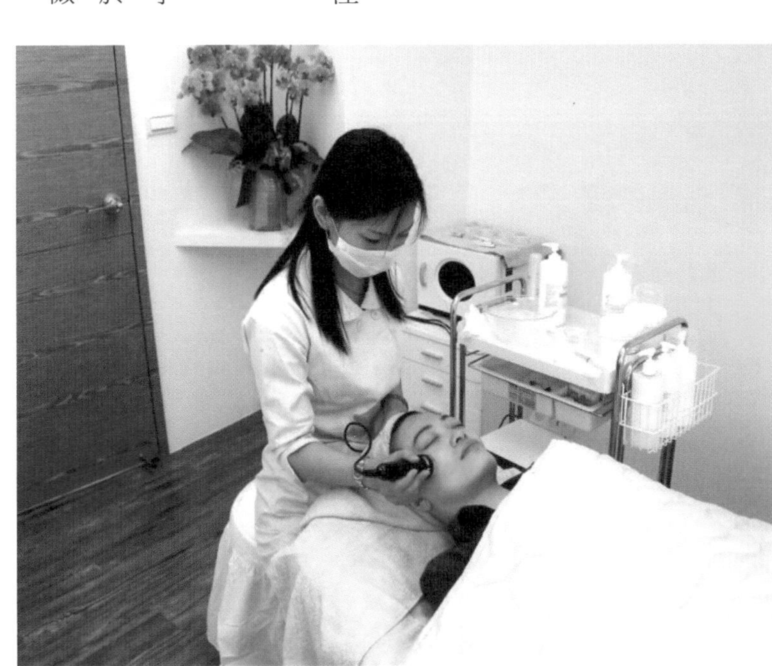

顆粒（微痂皮），大約三到五天會自然脫落。

3.洗臉時務必輕柔，切勿外力擦。

4.治療後一週內勿使用磨沙膏、去角質的產品，適度的使用A酸、左旋C、果酸，或接受美白導入等美白護理。

日本抗加齡醫學美容的運用

每天至少有七萬三千次的自由基破壞，造成人體快速老化！

現代人面臨著環境汙染與壓力、內分泌……等各種問題，導致體內容易產生過多的自由基而造成老化，現在日本流行「日本午休美容——中胚層美塑提拉術」可以預防疾病及永保年輕，是日本最新流行的分齡抗老醫療美容。

分齡抗老。顧名思義，就是按照不同年齡，個別施作抗老化的美容。這是風靡日本的抗老名詞，不僅因人因需求不同，更可以就年齡的不同，來選擇符合該年齡的美容與保養，如此精緻的觀念與相關美容技術，提供愛美的貴婦名媛們更能掌握黃金抗老期！

張醫師提到，抗老化一定要自小做起，尤其是防曬。日本最新情報指出，防曬須從幼童約八歲開始，無所不在的紫外線是讓皮膚老化的最大元凶，有些年輕肌膚，因為受到長期日曬，不僅易出現斑斑點點，還伴有膚色不均、暗沈等現象，因為紫外線UVA/UVB會造成斑點與皺紋相關的老化狀態，日本人重視從穿衣服、遮陽帽等都是有阻斷紫外線的功能。

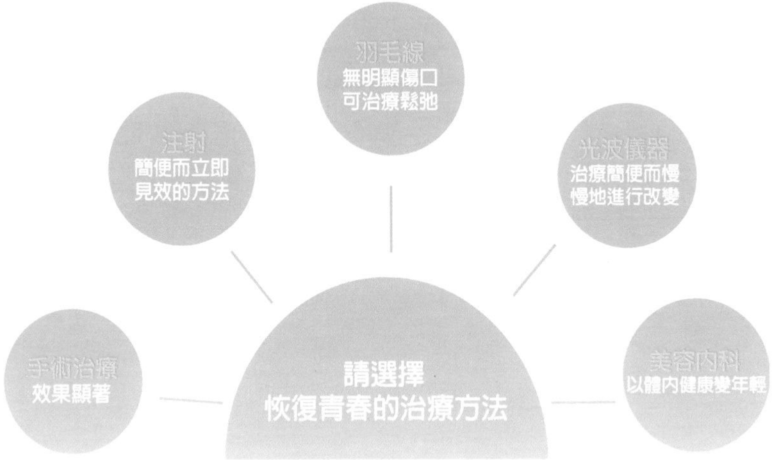

請選擇
恢復青春的治療方法

手術治療
效果顯著

注射
簡便而立即見效的方法

羽毛線
無明顯傷口可治療鬆弛

光波儀器
治療簡便而慢慢地進行改變

美容內科
以體內健康變年輕

而老化現象，有大半是屬於「假性的老化」。為什麼稱之為「假性」？因為現代人的生活作息不正常，壓力過大、飲食精緻、過度日曬、運動量不足與缺乏水分，這種種因素令人體提早老化，有些出現在三十或四十歲的老化現象，如今竟然提早到二十多歲的年輕人身上，「假性老化若不即時保養，就可能弄假成真！」張醫師語重心長地說。

日本現在最新流行的分齡抗老觀念，無論利用的是短時間的午休或較長的午茶休憩時間，皆可透過分齡抗老美容，為自己多爭取一些年輕的活力元素！分齡抗老觀念一推行，即受到愛美人士的歡迎！

美麗意識——
最高「肌」密，如何分齡抗老停止老化

分齡抗老簡單地說，就是不同的年紀透過不同的

保養組合方式，來達到美麗的効應，這樣一來，身體可以得到適當的養分與修補啟動好的能量，重點是抗老得宜，便能將年紀「凍齡」，維持在年輕的基礎上。

張醫師養顏美容抗老處方箋

張醫師赴日研修期間，將日本人一生重視的課題寫進《拒糖抗老化》一書中，分享抗老並不是只對抗皮膚的老化，內在老化的速度遠遠超過外表皮膚，而日本人預防醫學抗老化的觀念，可以延緩器官功能退化及遠離疾病和老化的威脅。研究指出，自由基的產生與老化慢性疾病及癌症相關，張醫師建議，抗老化生活是正向接受老化過程，了解預防醫學美容的療程和正確的生活方式，達到永保青春健康的不老生活。書中介紹許多天然抗老化的食物及食譜，如石花菜（日本流行的寒天）、日本明星抗老成分AOB、SOD、綠茶等多種抗氧化物，運用在除皺、美白、延緩老化的皮膚。

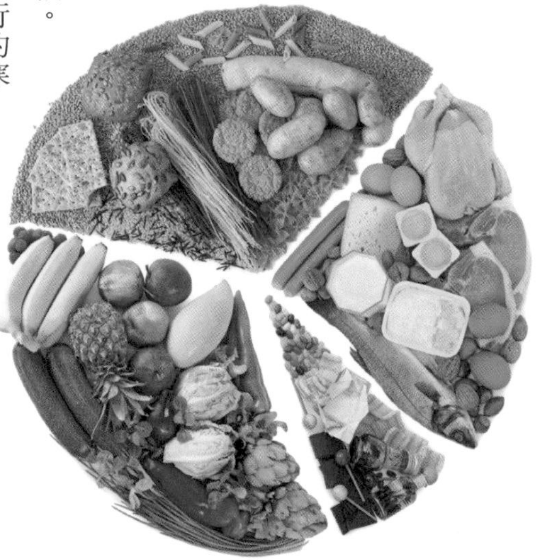

女性一生的四大階段

年齡	20～30	30～40	40～50	50～
階段	假性老化	預防老化	延緩老化	
狀況	此時肌膚機能處於良好狀態，自我修護的能力佳，平日做好日常的防曬、保濕及皮脂平衡工夫，注重膚齡維護。	狀態已於顛峰向下發展，自我修護能力減緩，老化顯現，除防曬外，需要使用具有抵禦老化功效的產品，協助肌膚延緩老化。	女性荷爾蒙慢慢減少，肌膚自我修護能力差，加上彈力蛋白等流失，不只要防曬與抗老產品，更須藉由醫美與整形凍住年齡。	賀爾蒙銳減，老化快速，膚質明顯鬆弛、器官下垂，需仰賴醫美與整形的組合，並搭配運動，方能漸進找回年輕。
呈現	眉毛稀疏、眼皮鬆弛、眼角細紋出現、毛孔粗大	斑點、黑色素沉澱、皮膚粗糙、生產	眼袋、上眼皮鬆弛、雙下巴、嘴角下垂、法令紋、抬頭紋、臉頰鬆弛	皺紋加深、黑斑、視力減退、睡眠品質差、肥胖引起疾病、骨質疏鬆症、記憶力減退
建議療程	三合一預防性醫學美容	日本美塑中胚層提拉術，可搭配三合一醫學美容	日本 3D 安全隆乳手術 日本 SMAS 黃金三角拉皮術 美國肉毒桿菌全臉拉提 瑞典活力 vital 玻尿酸全臉拉提	

醫學美容療程

人到了一定年紀，斑點就會冒出來令人困擾。經3D VECTRA專業評估，可以了解臉部斑點、皺紋等分布狀態，規劃美白、淡斑除皺醫學美容療程。

預防性醫學美容——喚起皮膚年輕的生理記憶

擁有吹彈可破的肌膚是人人夢寐以求的，目前坊間美容技不勝枚舉，讓許多民眾眼花療亂，東方人最適版的醫學科技美容——《三合一預防性醫學美容》。注重三合一預防性醫學美容，主要是結合前、中、後三階段的完整美容保養計劃。

前導淨化膚質

為肌膚打底，有利促進角質代謝、排除老化角質及刺激膠原蛋白再生等效能，並還原肌膚彈性，以提昇肌膚防禦力。

光療強化皮膚 膠原蛋白彈性

全新機型，給予肌膚緊緻的全新美白能量，針對老化造成的暗沉與深層斑點、粗大毛孔與膚色不均、不健康肌膚等給與活化與緊實，回春效果明顯。

煥采美膚美肌齡

做完光療後，讓肌膚富有彈力，且年輕緊實，有效地延長美容，留住青春美麗，做個真正地『凍齡』美人。

再搭配美塑中胚層提拉術，可以活化真皮層膚齡，改善老化的效果更加顯著。

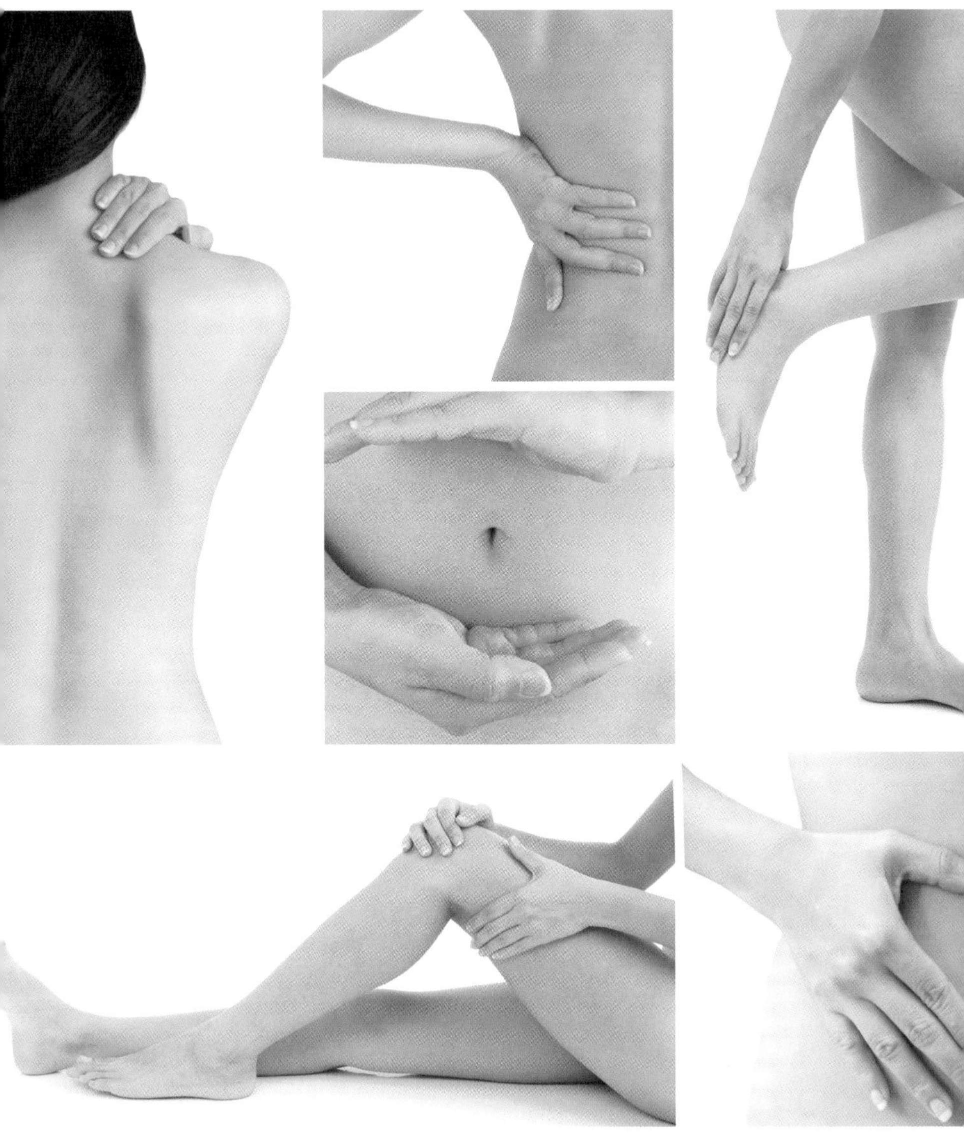

整形美學

日本美容外科 SMAS 筋膜 臉部 體型黃金比例學

作　　者　張大力
總 審 訂　劉惠蘭
執行編輯　李依芳
專案編輯　吳翔逸
美術設計　羅芝菱
特約編輯　Aster
行銷策劃　黃怡凡

整形美學：日本美容外科 SMAS 筋膜 臉部 體型黃金比例學 / 張大力著 .-- 第一版 .-- 臺北市：博思智庫，民 101.08
面；公分
ISBN 978-986-88378-2-9(精裝).--
ISBN 978-986-88378-3-6(平裝)

1. 整形外科 2. 美容手術

416.48　　101014451

發 行 人　黃輝煌
社　　長　蕭豔秋
財務顧問　蕭聰傑
出 版 者　博思智庫股份有限公司
地　　址　104 台北市中山區松江路 206 號 14 樓之 4
電　　話　(02) 25623277
傳　　真　(02) 25632892

總 代 理　聯合發行股份有限公司
電　　話　(02)29178022
傳　　真　(02)29156275

印　　製　禹利電子分色有限公司
定　　價　320 元
第一版第一刷　中華民國 101 年 8 月

ISBN 978-986-88378-3-6

博思智庫 Facebook 粉絲團
Facebook.com/broadthinktank

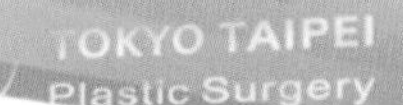

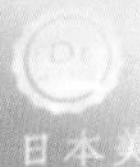

日式診療環境

傳 統醫學所謂「視病如親」的概念，這一點在張院長身上清楚看到。張院長說 :「人性化的貼心服務就是東京風采的經營理念，早期的醫療體制，出現的是手術前的評 估，以及其風險性，在日本研習的過程中，出現的是術前的評估與術後的照顧，在此，也讓我將這個心得落實在現在的工作崗位上，不但提供日本同步安全的醫療服 務，也對每個人的需求，給予不同形式的量身訂做，以及更完善的手術後的護理照顧。

東京風采日式醫學美容中心

日本抗老化醫學美容，結合整形外科、微整形、皮膚雷射美容、減重雕塑等抗老化回春療程。東京風采日式醫學美容中心，擁有最尊寵舒適專屬獨立 VIP 個人空間、最先進風靡名媛貴婦最夯微整型、回春拉皮……。最新儀器 3D VECTRA 模擬系統 、3D 超音波、量身客製化。

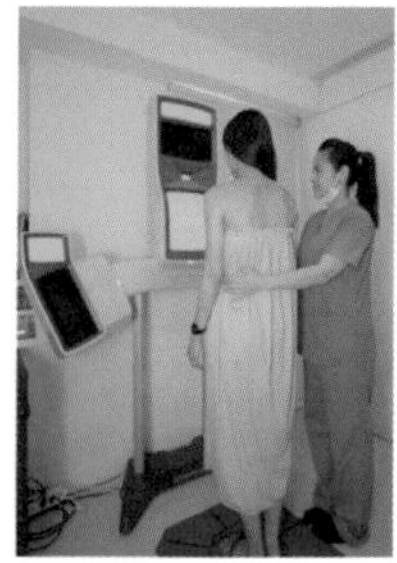
▲3D Vectra 抗老評估

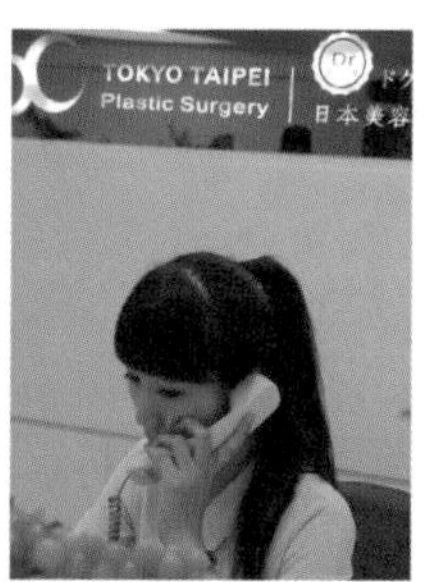

▲親切專業的日式服務

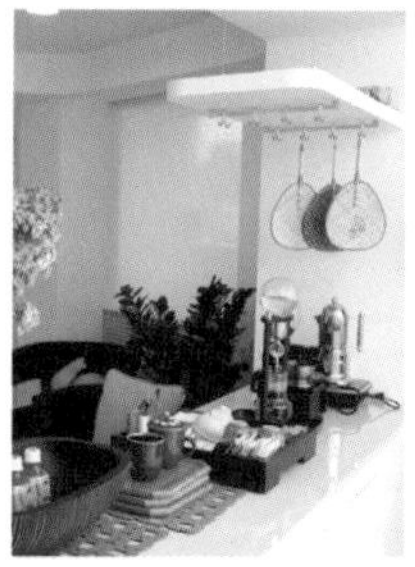
▲專屬隱密的 VIP 諮詢間

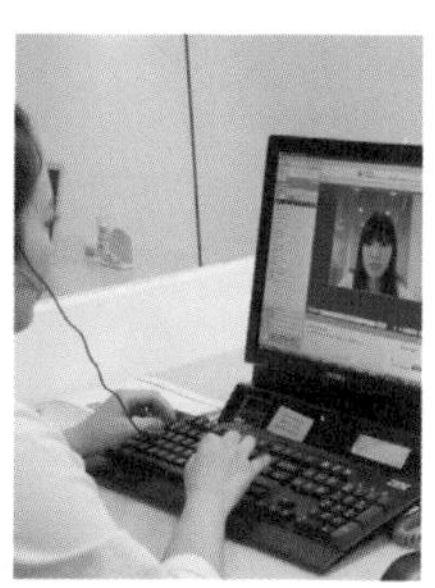
▲線上及時關懷系統

張大力醫師的醫療理念

追求完美，提昇醫療服務品質是我們進步的動力。在日本進修期間，對於醫師提供給病患的完整醫療服務，體驗深刻。返台後，深感醫療的進步與品質的提供，是為人帶來更理想的生活。提供專業、親切、負責的精緻醫療，也是張大力醫師一貫的服務態度。整形美容到底會讓人想到什麼？又該用怎樣的角度來作瞭解，雖然媒體不斷在報導，也出現許多藝人的改造訊息，但終究是一個愛美的新方式，東京風采日式整形醫學美容中心院長－張大力醫師，由醫師的角度詮釋，如何在醫療美學中創造出每個個體獨特的美感。

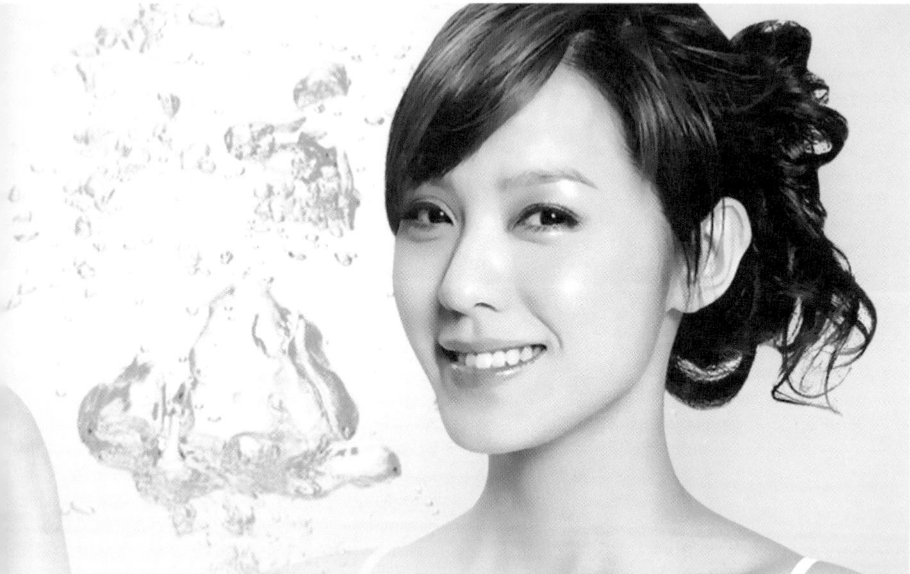

肌美人深層美白保濕霜 / 30ML

適合	敏感肌、乾燥肌、普通肌、混合肌、油性肌
用途	深沉保濕、修護肌膚、防止老化

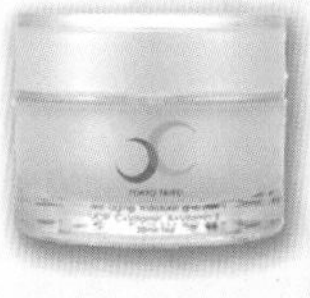

產品特色：淨白透亮、深層修補、彈力緊緻，脂溶性維生素 C-VCIP，VCIP 可在肌膚中維持 48 小時以上的抗氧化功效，瞬間感受滋潤。

使用方法：取適量於手掌心、以雙手溫度輕加按壓、待溶解後在均勻塗覆全臉，使其完全依收、乾燥部位、可加強塗抹。

主要成分：油溶性高效誘導體 VCIP、維生素 A、維生素 E、高效保濕玻尿酸、葡萄籽油、蝦青素、橄欖油等。

全效維他命保濕修護霜

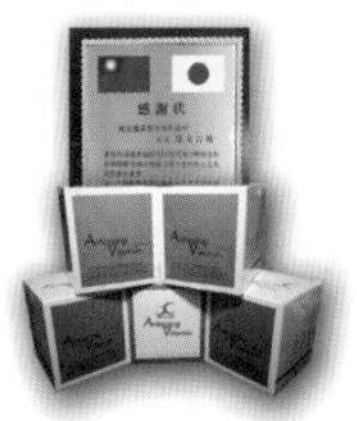

產品特色：提供皮膚的保水性及絲綢般的觸感，給於肌膚的柔嫩細滑，適用於身體及臉部、繳、手部、滋潤、皮膚光澤度不良等膚質。

適用對象：適用於身體及臉部、腳、手部等（長年肌膚需要保濕、保水、滋潤、皮膚光澤度不良等膚質）。

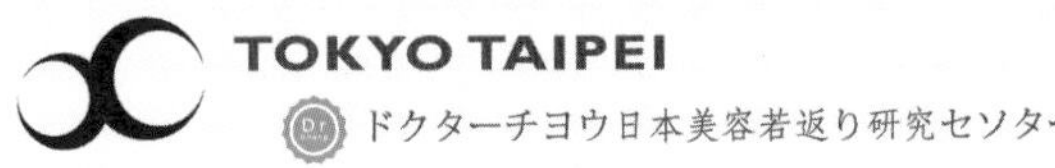
TOKYO TAIPEI
ドクターチヨウ日本美容若返り研究センター

富勒烯 Fullerene 美白系列產品

DR.CHANG 揭 開 抗 氧 化 的 奧 秘

日本三菱、伊東商社首次共同開發 1996 年諾貝爾化學獎成分 Fullerene(富勒烯)。全球首創應用在化妝品成分的 Biofullerene 又稱 Radicalsponge(自由基海綿) 具有防止人體皮膚角質細胞脂質過氧化作用，對因曝曬於陽光下所引起的紫外線自由基，發揮如同海綿的吸附作用，將不安定的自由基數量大量減少，增加細胞的穩定狀態，達到抗氧化的作用。

高機能保濕緊緻修護精華液 / 30ML

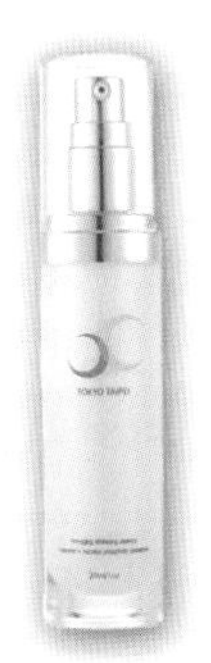

適合	敏感肌、乾燥肌、普通肌、混合肌、油性肌
用途	深層修補、彈力緊緻

產品特色：諾貝爾成分富勒烯 (Fullerence: R.S.)，具有主動清除自由基的功能，對於肌膚的健康維持及抗老化非常重要；同時含有超強滲透力的維生素 C 誘導體 (APPS) 及維生素 A、E，深入肌膚的表皮及真皮層達到活化、修護、拉提、滋潤。

使用方法：早晚使用一次，取適量 (約 5~6 滴) 輕擦拭全臉。紋路較深的眼尾、法令紋可在重點部位加強達到舒緩緊緻和抗氧化作用，使肌膚回復彈力、一般肌膚亦可強化作用。

主要成分：APPS 真皮膠原誘導因子、富勒烯、維生素 E、玻尿酸、磷脂質聚合物、聚麩氨酸 .... 等。

全效修護保濕洗顏乳 / 100G

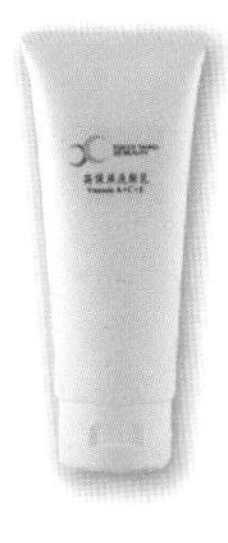

適合	敏感肌、乾燥肌、普通肌、混合肌、油性肌
用途	消除黯沉、加強代謝、促進皮膚週期正常化

產品特色：消除黯沉、抑制黑色素、改善肌膚鎖水度、促進血液循環。

使用方法：早晚各使用 一次，將臉部濕潤後取適量洗顏乳加水搓出綿密泡泡潔淨全臉，成分溫和洗後清爽不緊繃，敏感性肌膚、美容術後皆可使用。

主要成分：油溶性離子化 VCIP、尿囊素、氨基酸、乳酸發酵萃取物、 玻尿酸。

改善文明病的 AOB

日 本 高 級 藥 妝 店 紅 牌

AOB(Antioxidant biofactor) 是萃取大豆、小麥、米糠、發芽米等穀類中，一種糧食加工品，有很高的抗氧化效果，還能促進新陳代謝、養顏美容、消除疲勞。對現代人來說很實用，可以改善許多文明病，經過精純提煉，效果也很好，是日本高級藥妝店的紅牌產品。

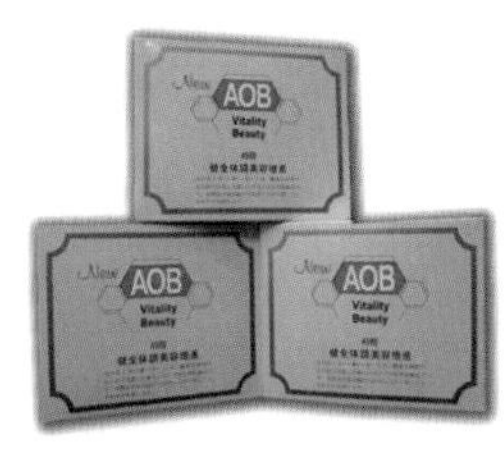

健全體調美容增進

榮獲美國及日本製造專利，其中有生物類黃酮、有用真菌類、必需氨基酸、細胞膜燐脂類、維生素 B1、B2、B6，蛋白質，以及礦物質等。

富含維他命 C 的 ACT

日 本 抗 老 的 明 星

ASTAXANTHIN 來自海洋中天然藻色類的萃取，有豐富的維他命 C、維生素 E 和 Tocotrienols 等美容，抗老化重要基礎元素。已成為日本抗老的明星成分。

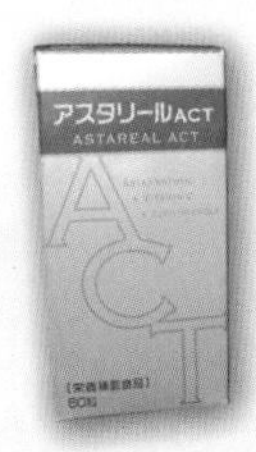

超級維他命E

一種天然的紅色色素屬於類胡蘿蔔素的一種，具有優越的抗老化性，有超級維他命 E 之稱。日本研究發現還具有防曬美白之功效。

巴西高原蜂膠

巴 西 最 佳 美 容 聖 品

來自全球品質最佳的巴西南部高原 Parana 州蜂膠原料，由巴西聖保羅醫學大學，癌症醫師 Dr. Fenado Lee 李虎博士醫療團隊研發監製。純天然食品，不含抗生素可長期食用；不含食用酒精，減輕身體負擔、高科技技術萃取，100% 溶於水中、超高濃度，不含蠟，不含化學成分，味微辛苦，可以直接滴入口中。

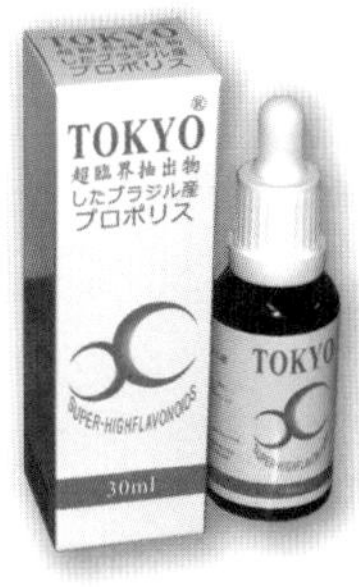

超臨界萃取法 / 無酒精100%水溶性

最先進的活性萃取技術「超臨界萃取法」有效成分最完整採用 Propylence Glycol USP(美國藥典承認和允許成分) 完全無毒性，主成分類黃酮吸收更高，適合長期食用。

日本長壽茶

打 擊 文 明 病 的 有 機 健 康 茶

日本研究發現飲用可以防止老化，所以稱為長壽茶，不含咖啡因，兼具美容與健康雙重效果。並且通過歐盟 ECO-CERT 認證、美國 NOP 認證、日本 JAS 認證。

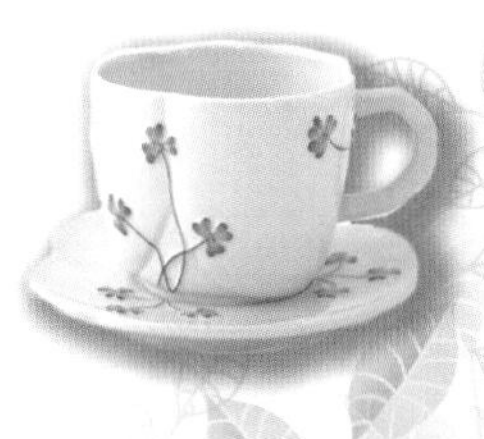

日本有機健康長壽茶的保健功效

研究報告證實長壽茶富含極高 SOD Like，能夠延緩衰老及增強身體免疫力，不含咖啡因及其高抗氧化劑含量，可以有效舒緩神經緊張、頭痛 ... 等症狀。

無添加修護肌膚舒緩基礎型

極緻活躍皮膜凝露

PROBLEM Skin Essence 13ml / MO-05-13

保護肌膚、預防肌膚乾燥，維持肌膚彈性，可使肌膚水嫩、滋養、淨白。

【Glycoprotein 醣蛋白】
幹細胞之母 Mother of stem cells

智慧型修護成分－驅動肌膚自我修護

一種存在結締組織中像果凍的物質，真皮層的主要組成成分。醣蛋白填入由膠原纖維蛋白組成的網狀空間，能保護細胞防異物，並保持體液的平衡。醣蛋白是原生質膜上不可或缺的成份之一，這些蛋白質通常扮演與激素或其他分子鍵結之接受器，或者擔任細胞間交流之媒介。沒有醣蛋白時，皮膚正常機制是無法被啓動的。醣蛋白他們主要參與皮膚的修護，有效促進新陳代謝，使皮膚活躍更新，皮膚光澤彈性。

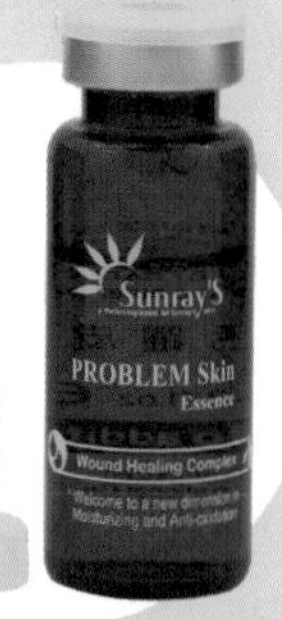

燕麥精粹	減少冬季所引起的皮膚乾燥和敏感、或老化皮膚所產生的乾燥和乾裂。 適用敏感性肌膚與曬後肌膚護理。
維他命原B5	可提升角質層保水度、增加皮膚彈性及韌性、防止老化。
醣基海藻糖	可肌膚角質層形成保護膜、增進保濕功能，舒緩及修護肌膚。
雷公根精粹	草本一年生植物，外用時可協助肌膚舒緩及修護、提升肌防護力。

Sunray'S
生瑞仕－寶麗茵
無／添／加／配／方

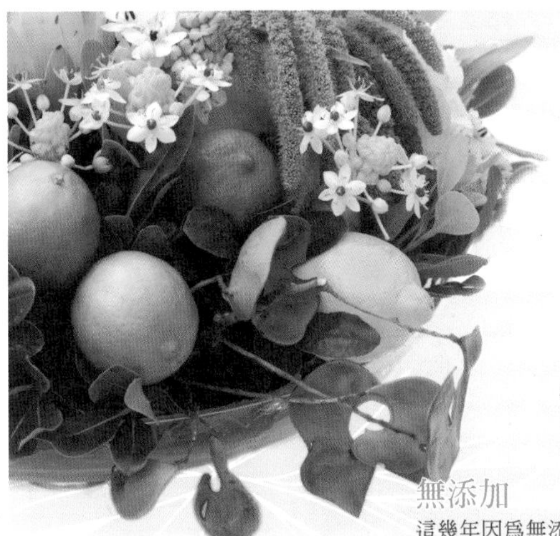

SETP 2
化妝水120ml
多肽明亮白皙化妝露

SETP 1
清潔 120ml
多肽胺基酸潔膚露

SETP 3
復活 30ml
多肽明亮潤膚凝膠

STEP 4
滋潤30ml
多肽肌膚活力精華霜

ALRE

嶄新青春修護機制

百分百呵護肌膚

無添加

這幾年因爲無添加的概念，保養品的保存新概念漸漸以多醇類或植物萃取液取代。我們使用保養品的保存新概念：

天然廣譜保養品保存新概念物質【Peptide spp肽類乳酸桿菌】

在泡菜中常見的菌種之一。研究發現此種菌不僅會讓環境酸化更會分泌特殊的肽類(Peptide spp肽類乳酸桿菌)讓產品保存。此產品是利用植物與各種微生物的白錐體酵母菌與紅蘿蔔酵素濾過物產生，在防護它們本身所產生的天然機制產生的研發。經由現代化生化技術予以分離出來，經過重重的測試，發現可以提升保養品的保存及皮膚受到環境傷害保護力。

獨特ALRE劑型

多層微脂晶球藉由特殊乳化過程和持續的高活性成分的化妝品和皮膚結構類似爲主的配方，提高產品運用皮膚效能。

天然植物精萃

天然 Oat Extract 燕麥精粹。經過嚴苛的產品測試，已確定有明確的對季節變化產生乾、敏感等皮膚的保養、舒緩，從最根本改善皮膚及修護，Oat Extract 燕麥精粹有優良的舒緩效果。不會阻塞毛孔，是理想的皮膚乾燥相關症狀的有效成分。

多層微脂晶球?

多層微脂晶球乃藉由特殊乳化是一種是將有效成分分子更細小化的微脂晶球，完全使油溶性成分與水溶性成分能結合與皮膚結構接近爲主體的乳化物組成，以達到皮膚相溶性並將活性成分快速讓皮膚吸收能深層對皮膚修護及保養滋潤提高，並帶來皮膚美膚效益。

特性：

1. 對環境　同時能夠保持一個穩定的形狀，使產品安定。
2. 修　護　加強肌膚皮脂質膜保濕、潤膚，幫組肌膚回復光滑。
3. 保　濕　共同提高皮膚水份保水能力。
4. 高吸收　微脂晶球配方提高皮膚對產品吸收。
5. 彈　性　強化保濕能力，改善肌膚彈性及修護等皮膚具有優異緊緻。
6. 乾　燥　防止皮膚乾燥及乾裂保持濕潤光滑狀態。
7. 穩定性　穩定主要的秘密在於微脂晶球配方，讓油及水溶性的活性物質穩定，提升產品效力。

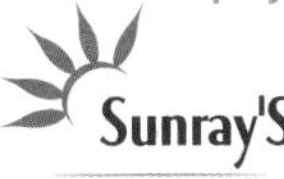

生瑞仕－寶麗茵
無／添／加／配／方

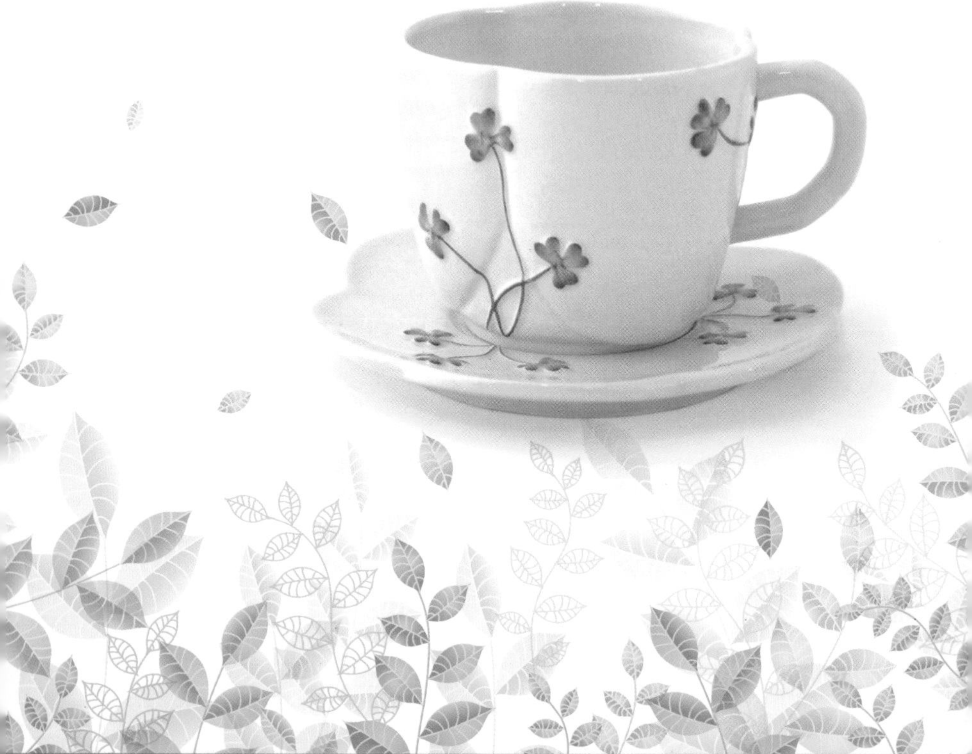